Yves Laborde

Repertorium miasmatischer Symptome

Schriftenreihe der
Clemens von Bönninghausen - Akademie
Band 6

REPERTORIUM MIASMATISCHER SYMPTOME

Yves Laborde

Verlag Müller & Steinicke München

ISBN 3-87569-094-X

Gesamtherstellung: Grafik + Druck GmbH, München

INHALTSVERZEICHNIS

Zum Geleit.

Die schwierigsten Fälle in der täglichen Praxis sind die, die sich als Folge vererbter - vielleicht schon durch Generationen vererbter - chronischer Miasmen darstellen. Es ist dabei von größter Wichtigkeit, die vorhandenen und wirkenden Miasmen zu erkennen. Leider sind die Patienten oft nicht in der Lage, die dafür benötigten Informationen über ihre Vorfahren zu liefern. Es bleibt dann nichts anderes übrig, als aus der zu eruierenden Lebenssymptomatik des Patienten die Miasmen zu bestimmen, also sozusagen "Miasmenerkennungsdienst" zu betreiben. Dazu muß man aber die miasmatische Zugehörigkeit der wichtigsten Symptome kennen.

Die Meister in der Behandlung chronischer Krankheiten sind sich alle einig darüber, daß diese "miasmatypischen Symptome" die wichtigsten bei der Mittelwahl in solchen Fällen sind. Wir können Herrn Yves Laborde nur dankbar sein, daß er sich die ungeheure Mühe gemacht hat, aus den wichtigsten Werken über die chronischen Miasmen ein Repertorium miasmatischer Symptome zusammenzustellen. Hiermit ist endlich ein brauchbarer Anfang gemacht, und es ist zu hoffen, daß diese Arbeit weitergeht, so daß für kommende Homöopathengenerationen die Behandlung von Erkrankungen auf dem Boden der chronischen Miasmen leichter und durchsichtiger wird.

Es ist für die Clemens von Bönninghausen - Akademie eine große Freude, dieses Buch im Rahmen ihrer "Schriftenreihe" veröffentlichen zu können.

Hamburg, März 1992 — Gerhard Risch

Vorwort

Die Anfertigung eines miasmatischen Repertoriums ist eine recht gewagte Angelegenheit. Als ich dieses Werk in Angriff nahm, hatte ich keine Vorstellung von der ungeheuren Größe der Aufgabe, die mich erwartete.

Dieses Repertorium wird nur denen nützlich sein, die zuvor die Miasmen und ihre Dynamik in all ihren Einzelheiten durchgearbeitet haben. Von welchem Nutzen wäre das großartige Repertorium des genialen Kent ohne die Beherrschung der homöopathischen Wissenschaft?

Die hartnäckigsten miasmatischen Kombinationen sind heutzutage Königinnen geworden, besonders aufgrund der konstanten und unsinnigen Entwicklung des antipathischen Miasmas, sowie des heillosen Infernos der erzeugten Unterdrückungen. Die Warnung Samuel Hahnemanns ist bis heute nur auf taube Ohren gestoßen.

Unsere Aufgabe als Homöotherapeuten ist es, die Werke unserer Meister (als da sind S. Hahnemann, J.H. Allen, J.T. Kent, J.C. Burnett, J.H. Clarke) über die Miasmen zu studieren. Sie sind von unschätzbarem Wert für die Menschheit.

Dieses Repertorium soll als eine Grundlage verstanden werden, die weder fehlerlos, noch vollständig zu sein vorgibt; es ist auf gewisse Weise die Bemühung um einen symptomatischen miasmatischen Gesamtüberblick. Betreffend die möglichen Fehler, muß ich die Grenzen der menschlichen Fähigkeit, eine Arbeit perfekt auszuführen, geltend machen: "Errare humanum est."
Nur denen, die über mich den Stab brechen werden und es gleichzeitig besser machen könnten, sei verziehen.

In diesem Repertorium wird der Leser nur diejenigen Symptome finden, für die in der durchgearbeiteten Literatur eine miasmatische Zugehörigkeit angegeben war. Als Beispiel sei das Symptom "Zähneknirschen im Schlaf" angeführt: die einzige miasmatische Zugehörigkeit, die ich in der erwähnten Literatur finden konnte, ist die psorische (S. Hahnemann, Die chronischen Krankheiten, erster Theil, Dresden 1835, S. 73). Im Kent'schen Repertorium dagegen findet man (neben anderen Mitteln) unter dieser Rubrik Tuberkulinum dreiwertig. Man könnte daraus den Schluß ziehen, daß dieses Symptom eher tuberkulinisch (oder die Spiegelung des psorischen Anteils bei der Tuberkulinie) ist. Weil ich wissenschaftlich so genau wie möglich bleiben wollte, habe ich nicht gewagt, Tuberkulinie hier anzuführen, da es in den von mir durchforschten miasmatischen Werken an dieser Stelle nicht vorkommt.

Man kann daran sehen, daß die Nachfolger Hahnemanns ihre eigenen Erfahrungen machten und die Lehre von den chronischen Krankheiten beträchtlich erweiterten und oft sogar veränderten. Hahnemann ordnete noch viele Symptome der Psora - seinem "Lieblingskind" - zu, die später von Meistern wie J.H. Allen, J.T. Kent, J.C. Burnett, J.H. Clarke, usw. anderen Miasmen hauptsächlich zugeteilt wurden. Dies verwundert nicht, denn die Syphilis, Sykosis und Tuberkulinie wurden ja erst von diesen Meistern richtig erforscht. Was Hahnemann begonnen hatte, ist in den vergangenen 160 Jahren wesentlich erweitert worden und muß auch heute noch weiter erforscht werden.

Darum soll dieses Buch ein Arbeitsbuch sein. Der Leser, dem es um die miasmatischen Zusammenhänge geht, muß sich Symptome, die ihm beim Lesen homöopathischer Literatur oder Hören entsprechender Vorträge begegnen, hier nachtragen. Dann wird es bald für die tägliche Praxis fruchtbar werden.

Ich habe alles, was ich bei den angegebenen Autoren gefunden habe,gewissenhaft wiedergegeben, auch wenn die Informationen manchmal widersprüchlich zu sein scheinen. Vielleicht hat jeder von ihnen recht. Bei der Mittelsuche für den Patienten kann nur die Erfahrung und die Gesamtheit der Symptome helfen, das Simile zu finden. Ich wollte hier nur der Handwerker sein, der ein "miasmatisches Basiswerkzeug" dem Leser in die Hand gibt.

Meine Anerkennung gilt meinem Freund und Kollegen Heinz Pscheidl für seine Arbeit über H.A. Roberts, die eine Erweiterung und Bereicherung dieses Repertoriums erlaubt hat. Ohne sein Engagement und seine Aufopferung hätte diese Ergänzung nie geschaffen werden können. Meine Anerkennung gilt auch meinem Kollegen Hermann Holstein und meiner Kollegin Heidrun Zöllner.

Ich widme dieses Repertorium Gerhard Risch für seinen unermüdlichen Kampf des Gerechten.

YVES LABORDE

Zeichenerklärung

P = Psora
L = Syphilis
S = Sykosis
T = Tuberkulinie (Kombination von Psora mit Syphilis)

< = latente Form eines Miasmas

> = aktive Form eines Miasmas

ohne Zeichen: bei einem Symptom ohne < oder > Zeichen muß das Miasma als aktiv betrachtet werden, oder es existiert keine Information, ob es aktiv oder latent ist.

I = primäres Stadium eines Miasmas
II = sekundäres Stadium eines Miasmas
III = tertiäres Stadium eines Miasmas

+ = Kombination mehrerer Miasmen

o = oder

e = ererbtes Miasma z.B. Se = ererbte Sykose
erw = erworbenes Miasma z.B. Serw = erworbene Sykose

3 = sehr charakteristisches Symptom dieses Miasmas
2 = charakteristisches Symptom dieses Miasmas
1 = Symptom kommt gelegentlich bei diesem Miasma vor

z.B. 2**P**+2**S** = charakteristische miasmatische Verbindung
3**P**+3**S** = sehr charakteristische miasmatische Verbindung

P+S[35] oder **P+L**[35] oder **P+L+S**[35] = miasmatische Verbindung, wobei

der Autor (in diesem Fall J.H. Allen), der diese Verbindung genannt hat, nur jeweils ein Mal aufgeführt wird.

Quellen:

16 - Samuel Hahnemann: Chronische Krankheiten
Theoretischer Teil, Band 2
Organon Verlag

35 - J.H. Allen: The chronic Miasms, Vol. I + II

J.H. Allen: Diseases and Therapeutics of the skin

45 - H.A. Roberts: Principles and art of cure by homeopathy

73 - Alfred Fournier: Hereditäre Syphilis, deren Prophylaxe und Therapie

GEMÜT

Aussagen zu bestimmten Gemütszuständen

Psora:
Bei Kindern manifestiert sich das Angstgefühl oft in Angst vor Dunkelheit, vor Fremden, vor eingebildeten Dingen, in der Schule nicht weiterzukommen, zu spät zur Schule zu kommen. Diese Ängste beeinflussen das kindliche Leben so stark, daß sie zur Erschöpfung des Kindes führen. (<**P**[45])
Die Psora ist die Quelle fast aller subjektiven Symptome, besonders solchen, die vom Patienten mit "als ob" beschrieben werden. (**P**[45])

Syphilis:
Unvollkommenheit und Stillstand in der Entwicklung von Intellekt und Moral, bisweilen ausgesprochene psychische und moralische Degeneration. Die Kinder sind geistig zurückgeblieben, schwachsinnig, idiotisch. Ähnliche Entartungserscheinungen treten in der Sphäre des Affekts und der Moral auf: Neuropathische Individuen, Neurastheniker oder Hytero-Neurastheniker; bisweilen zeigt sich Cerebrataxie im wahrsten Sinne des Wortes, eine Ataxie in den Ideen, Handlungen, im Benehmen und in der Auffassung (bisweilen harmlos, lasterhaft oder amoralisch oder beinahe geistesgestört). (**L**[73])

Sykose:
Die Patienten empfinden Überdruß ihres Lebens oder Ekel vor ihrem eigenen Körper oder ihrer Krankheit. So oft sie sich auch waschen, ein für sie selbst wahrnehmbarer Geruch haftet ihrem Körper an. (**S**[35])

Tuberkulinie:
Nasenbluten bessert den geistigen Zustand bei Kindern. (**T**[45])
Problemkind in der Schule, versteht nur langsam, stumpfsinnig, unfähig, eine Gedankenkette zu verfolgen, unsozial, bleibt für sich, wird mißmutig und mürrisch. (**T**[45])

ABNEIGUNG

Denken, gegen das .... **P**[35]

ABSCHEU

Arbeit, vor der .... **P**[16,35]

Verstopfung, bei .... **P**[35]

AKTIVITÄT, geistige .... **P**[35,45]

ANGST

morgens .... **P**[16,35]

beim Erwachen .... **P**[16,35]

abends schlechter .... **P**[16]

im Bett schlechter .... **P**[16]

nachts .... **L**[35]

Essen, nach .... **P**[16]

Bei einigen Personen erhöhen sich auf's Essen die Angst bis zum Triebe, sich das Leben zu nehmen durch Erdrosseln. .... **P**[16]

Essen nach, mit (Angst)schweiß .... **P**[16]

Gesundheit, um die eigene .... **P**[35]

hypochondrisch (Angst krank zu sein) .... **P**[16]

Kopfschmerz, bei .... **P**[16]

krank, wenn .... **P**[35]

Menses, vor .... **P**[35]

Neumond, um den Neumond herum .... **P**[35]

plötzlich

Plötzliche Angst mit heftigen Herz-
klopfen bei Menschen, die an Magen-
oder Leberbeschwerden leiden. .... 2**P**[35]

Sprechen, beim

Angst beim Sprechen etwas zu vergessen,
oder die falschen Worte zu benutzen........ **S**[35]

Stuhlgang, während

bei Kopfschmerzen .... **P**[16]

Vorahnungen, erfüllt von .... **P**[35]

Wasserlassen, beim........ **P**[16]

nach .... **T**[35]

Wetterwechsel, beim .... **S**[35]

ANSTRENGUNG, schlechter durch geistige .... **P**[35]

AUFFAHREN

Geräusch, durch

Kopfschmerzen, vor........ **P**[16]

leicht

Kopfschmerzen, vor........ **P**[16]

Schlaf, während

Kopfschmerzen, vor........ **P**[16]

AUFMERKSAMKEIT, Kind will ständige........ **S**[45]

AUSDAUER, hat keine........ **T**[45]

BEKLAGT SICH .... P^{35}

BENOMMENHEIT, Betäubung, Stupor
Stupor nach Alptraum mit schrecklichen Schmerzen am ganzen Körper beim Versuch, sich zu berühren. Solche Anfälle kommen auch mehrmals in einer Nacht, besonders, wenn er am Tag nicht an die frische Luft gegangen ist .... P^{16}
Verstopfung, bei .... P^{35}

BESCHWERDEN, kann sie gut lokalisieren .... P^{35}

BETRÜGERISCH, hinterlistig .... S^{45}

BOSHAFT, heimtückisch, mutwillig, rachsüchtig .... S^{45}

DELIRIUM .... $P^{16,35}$ o $1P+1L^{16}$ o S^{35} o L^{35}
abstoßende Sachen
macht abstoßende Sachen während des D. .... P^{35}

DEMÜTIGUNG, Beschwerden nach .... $P^{16,45}$

DENKEN, Abneigung gegen .... P^{35}

DUMM .... $<L^{35}$, $<Le^{45}$

DUMPF .... **<L**[35]

EIFERSUCHT .... **S**[45]

EIGENSINNIG .... **<L**[35]

EILE in Bewegungen .... **P**[35], **<P**[45]

EMPFINDLICH überempfindlich .... **P**[16]
- **Geräusch**, gegen .... **P**[16]
  - geringste G., gegen das .... **P**[16]
    - Kopfschmerzen, vor .... **P**[16]
  - Stimmen, gegen .... **P**[16]
- **Grausamkeiten**, wenn er von G. hört .... **P**[16]
- **Kopfschmerzen,** bei .... **P**[16]
- **Sinneseindrücke**, gegen .... **P**[16,35]
  - äußeren Eindrücke, gegen alle .... **P**[16,35]

ERREGUNG
- **Gefühlserregung** verursacht Beschwerden .... **P**[16]
- **Schlechten Nachrichten**, nach .... **P**[16]
- **Schrecklichen Dingen**, beim Hören von .... **P**[16]

ERSCHRECKT leicht .... **P**[16,35]
- **Geräusch**, bei
  - Kopfschmerzen, vor .... **P**[16]
- **Kleinigkeiten**, durch .... **P**[16,35]
- **Schweiß**, mit Zittern und .... **P**[16]

ERWARTUNG, Vorfreude, Beschwerden durch ....**P**[16,35]

FASSUNG, psychisch leicht aus der
Fassung zu bringen ....**P**[35]

FAULHEIT, Indolenz
Abneigung gegen Arbeit..**P**[16,35]

FEHLER
Schreiben, beim ....**S**[35]
läßt Buchstaben aus ....**S**[35]
läßt Wörter aus...**S**[35]
Worte, benutzt die falschen ....**S**[35]

FREUDE, Beschwerden durch übermäßige.......................**P**[16,35]

FRÖHLICH, ausgelassen, vergnügt, lebhaft
abwechselnd mit weinerlicher Stimmung ....**P**[16]
schlechter Laune, mit (grundlos)...................................**P**[35]
Traurigkeit, mit ....**P**[16,35]

FROHSINN, guten Mutes, glücklich
abwechselnd mit
Schwermut ....**P**[16]

FURCHT
Alleinsein, vor dem ....**P**[16,35]

Arbeit, vor der (arbeitsscheu) .... **P**^{35}

Dunkelheit, vor der .... **P**^{35}

Feuer, vor .... **P**^{16}

Geisteskrankheit, vor .... **P**^{16}

Herz, vor Herzkrankheit .... **P**^{35,45}

Krankheit, vor drohender .... **P**^{16,35}

Nacht, vor der .... **L**^{35} o **T**^{35}

Schlaganfall, vor .... **P**^{16}

Tod, vor dem .... **P**^{35,45}

bei Krankheiten .... **P**^{35}, <**P**^{45}

voraus, sagt die Zeit .... **P**^{45}

Wiederholte Anfälle von Furcht während des Tages, mit o. ohne Schmerz .... **P**^{35}

GEDÄCHTNISSCHWÄCHE

Die Erinnerung an kürzlich vergangene Ereignisse fällt schwer, während sie sich gut an lange Vergangenes erinnern. .... **S**^{45}, 2**S**^{35}

Faden, verliert häufig den Faden bei Gesprächen. Muß immer wieder anhalten, wodurch er sich wiederholen muß. .... **S**^{35}

gelesen hat, was er .... **S**^{35} o **L**^{35} o Kind **T**^{35}

sagen wollte, was er .... **S**^{35} o **L**^{35} o Kind **T**^{35}

Wort, kann nicht das richtige Wort finden und wenn er es gefunden hat, ist er nicht sicher, ob es richtig ist. .... **S**^{35,45}

Worte, für .... **S^{35}**

GEDANKEN

beherrschen, kann seine Gedanken nicht .... **P^{35}**

drängen sich auf und schwirren durcheinander .... **P^{16}** o **T^{45}**

gedankenvoll .... **P^{35}**

Gedankenleere, zeitweilig völlige .... **P^{35}**

Schwinden der Gedanken

Lesen, beim .... **P^{35}** o **L^{35}**

Schreiben, beim .... **P^{35}**

Überstürzend, schnell usw. .... **P^{35}**

GEDANKENVERSUNKEN, in .... **P^{16}**

GEISTIGE AKTIVITÄT, aktiv und schnell .... **P^{35}**

GEISTESABWESEND .... **P^{16}** o **S^{35}**

allgemein geistesabwesend .... **P^{35}**

nur bei bestimmten Dingen geistesabw. .... **S^{35}**

GEISTESKRANKHEIT, Verrücktheit .... **P^{35}**, **$3P^{16}$** o **S^{35}** o **L^{35}** o **$3P+1L^{16}$**

GEISTIGE ÜBERAKTIVITÄT .... **P^{35}**

GEISTIGE Anstrengung, wird nicht ertragen .... **P^{35}**

GEMÜTSLAGE, fixierte .... **L**[35]

GESCHWÄTZIGKEIT
Delirium oder Wahnsinn, im .... **P**[35]

GETRAGEN, möchte g. werden .... **S**[35,45]

GRAUSAMKEIT .... **S**[45]

HARTNÄCKIGKEIT .... **L**[35]

HEFTIG, hitzig, Impuls zur Heftigkeit .... **P**[16]
Untaten, Wut führt zu .... **P**[16] o **P+S**[45] o **P+L**[45]

HEITERKEIT .... **P**[35]

HINTERLISTIG .... **S**[45]

HOFFNUNGSLOS .... **P**[35]

HOFFNUNGSVOLL .... **T**[35]

HYPOCHONDRISCHE, Stimmung .... **P**[16]

HYSTERIE .... **P**[16,35] o **T**[35,45]
abwechselnd mit Lungenerkrankungen .... **T**[45]
schwere und häufige hysterische Anfälle .... 2**T**[35]

IDEEN

Reichtum an I. .... **P**[35]

IDIOTIE.. **P**[16] o **L**[73]

IMBEZILLITÄT .... **P**[16] o **L**[73]

JAMMERN.. **P**[35]

KLAGEN, daß sie etwas tun wollen aber
nicht wissen was .... **T**[45]

KRITISIEREND, ständig .... **P**[35]

KRIMINALITÄT ....2**P**+2**S**[35,45] o **Se**[45] o **Le**[45] o **L**[35]
Die häufigste Basis für Kriminalität................................**P+S**[45]

KUMMER

Beschwerden durch...**P**[16,45]

LÄSTIG, geht auf die Nerven ....**P**[35]

LAUNENHAFTIGKEIT .... **P**[16,35,45] o **T**[45]

LIEBE, Beschwerden durch unglückliche L. ....**P**[16,45]

MANIE...SII[35]

MANNSTOLL .... $\mathbf{P^{16}}$

MISSTRAUISCH .... $\mathbf{S^{45}}$ o $\mathbf{L^{35}}$, $\mathbf{<Le^{45}}$

MÖCHTE ETWAS, weiß aber nicht was .... $\mathbf{P^{35}}$ o $\mathbf{T^{45}}$

MONOMANIE .... $\mathbf{P^{16}}$

MÜRRISCH .... $\mathbf{L^{35}}$, $\mathbf{<Le^{45}}$ o $\mathbf{S{+}L^{45}}$

schlimmste Fälle von Mürrischkeit .... $\mathbf{S{+}L^{45}}$

MUTLOSIGKEIT bei Krankheit .... $\mathbf{P^{35}}$

MUTWILLIG, boshaft .... $\mathbf{S^{45}}$

NEURASTHENIE, Schwäche, Übermüdung .... $\mathbf{P^{16}}$

PERVERSIONEN, sexuelle .... $\mathbf{P^{35}}$ o $\mathbf{S^{35}}$ o $\mathbf{P{+}S^{35}}$ o $\mathbf{T^{35}}$

schlimmste Fälle von sex. Perversionen .... $\mathbf{P{+}S^{35}}$ o $\mathbf{T^{35}}$

QUÄLT Tiere .... $\mathbf{S^{45}}$

RASEREI .... $\mathbf{2P^{16}}$ o $\mathbf{1P{+}1L^{16}}$ o $\mathbf{S^{35,45}}$ o $\mathbf{L^{35}}$

töten, versucht Menschen zu .... $\mathbf{P{+}S^{35,45}}$ o $\mathbf{P{+}L^{35,45}}$

REDEN, lernt langsam sprechen .... $\mathbf{L^{73}}$

REISEN, will … **P**[45]

REIZBARKEIT … **P**[16,35] o **2S**[35] o **S**[45]
  morgens … **P**[35]
    Erwachen, beim … **P**[35]
  abwechselnd mit Fröhlichkeit … **P**[16]
  Geräusche, durch … **P**[16]
  Kolikschmerzen, bei … **S**[45]
  Kopfschmerzen, bei … **P**[16]
  Schmerz, bei … **S**[35]

RUHELOSIGKEIT, Nervosität
  morgens … **P**[35]
    Erwachen, nach dem … **P**[35]
  nachts … **L**[45]
  ängstliche … **P**[16]
  Bett, treibt ihn aus dem … **L**[35,45]
    Selbstmord, und in eine Vorstufe von … **L**[35]
    wirft sich umher im Bett
      Kopfschmerzen, bei … **P**[16]
  herumlaufen, muß … **P**[35]
  Kindern, bei
    herumtragen, beruhigt durch … **S**[35]
  Kopfschmerz, bei … **P**[16] o **L**[35] o **T**[35]
  Menses, vor … **P**[16]

SCHARFSINN … **P**[35,45]

SCHLAFWANDELN .... **P^{16}**

SCHLECHTE Nachrichten, Beschwerden durch.............. **$P^{16,35}$**

SCHRECK, Beschwerden durch.. **P^{16}**

SCHRECKLICHE Dinge, traurige Geschichten
ergreifen sie tief .... **P^{16}**

SCHREIEN
Schlaf, im .... **P^{16}**
Urinieren, vor dem .... **$S^{35,45}$**
Urinieren, nach dem .... **$S^{35,45}$**

SCHWER VON BEGRIFF................................ **$<L^{35}$, $<Le^{45}$**

SCHWERFÄLLIGKEIT.. **$<L^{35}$**

SCHWERMUT .... **$P^{16,35}$** o **L^{35}** o **$P+L^{16}$** o **$<Le^{45}$**
P^{35} Diese Art der Schwermut ist für jeden ersichtlich,
er ist eine ständige Plage für seine Umgebung und belästigt sie.
L^{35} Verschlossen bei Schwermut, äußert
sich nicht. Man erfährt erst, daß er
Selbstmord begangen hat.
morgens schlechter.. **P^{35}**
Erwachen, beim.. **P^{35}**
abwechselnd mit Wahnsinn oder Wut
und mit vernünftigen Stunden .... **P^{16}**

Kopfschmerzen, bei .... T[35]
Kopfschmerzen, nach (mit Schwäche) .... P[16]
krank, wenn .... P[35]

SELBSTMORD, Neigung zum
.... P[16] o P+2S[35] o P+L[35] o P+S+L[35]
die häufigste Basis für Selbstmord .... P+S[45]
Ertränken, durch .... L[35]

SORGEN, voller .... P[45]
Beschwerden, durch .... P[16,45]

SPRECHEN
Niedergeschlagenheit, kann nicht s. vor .... P[35]
Schlaf, im .... P[16]

STIMMUNG
abwechselnd .... P[16], 2P[35] o T[45]
beeinflußbar, veränderlich, unbeständig .... P[16,35] o T[45]
gehobene .... P[35]

STÖHNEN, Ächzen, Wehklagen, Wimmern
Kopfschmerzen, bei .... L[35] o T[35]

STREITSUCHT .... S[45]

STUMPFSINN .... <L[35],<Le [45]

SYMPTOME, befürchtet, sie nicht richtig angeben zu können oder etwas vergessen zu haben. .... **S**[35]

TEILNAHMSLOSIGKEIT

Kopfschmerzen, bei .... **L**[35] o **T**[35]

TÖTEN, Verlangen zu

.... **2P+2S**[35] o **P+S**[45] o **P+S+L**[35] o **P+L**[35,45]

TRÄGHEIT, Geistes- Schwerfälligkeit

schwer von Begriff, Stumpfsinn **P**[16] o **<>L**[35] o **<Le**[45] o **S**[35]

morgens

Erwachen, beim .... **P**[16,35]

Freien, im: von freier Luft düselig und dämisch im Kopfe .... **P**[16]

TRUNKSUCHT .... **T**[45]

ÜBERRASCHUNGEN, Beschwerden nach angenehm. ..**P**[35]

UNBESTÄNDIGKEIT .... **P**[16]

UNGLÜCKLICH, bedauernswert, fühlt sich .... **P**[35]

UNTERHALTEN verschlechtert .... **P**[16]

UNTERNEHMEN, unternimmt vieles, beendet nichts ... **T**^{45}

UNTRÖSTLICH ... **P**^{35}

UNZUFRIEDEN, mißvergnügt, unbefriedigt ... **P**^{35}

VERDRIESSLICH, schmollend (schlimmste Fälle) ... **S+L**^{45}

VERGESSLICH

Worte, beim Sprechen ... **S**^{35}

VERLANGEN nach Dingen, die er ablehnt, wenn angeboten ... **P**^{35} o **T**^{45}

VERLASSENES Gefühl ... **P**^{35}

VERLEGEN nach Beschwerden ... **P**^{35}

VERSTANDESKRÄFTE, langsame ... **P**^{35} o **S**^{35} o **L**^{35}

VERWIRRUNG, benommener Kopf

betrunken, wie

Essen, nach dem ... **P**^{16}

Kopfschmerzen, bei ... **L**^{35} o **T**^{35}

leicht verwirrt ... **P**^{35}

Schwindel, bei ... **P**^{35}

VERZAGTHEIT .... $\mathbf{P}^{35}$

Verzagtheit verbunden mit einem Gefühl von Müdigkeit .... $\mathbf{P}^{35}$

VERZWEIFLUNG .... $\mathbf{P}^{35}$

Genesung, um die .... $\mathbf{P}^{35,45}$

Krankheiten, bei .... $\mathbf{P}^{35,45}$

VISIONEN, bei Angst .... $\mathbf{P}^{16}$

WAHNIDEEN .... $\mathbf{P}^{35}$ o $\mathbf{S}^{35}$ o $\mathbf{L}^{35}$

$\mathbf{P}^{35}$: Man kann häufig seine Einbildungen und Wahnideen ausreden. Bei der Sykosis oder Syphilis ist das nicht der Fall.

herzkrank zu sein und sterben zu müssen .... $\mathbf{P}^{35,45}$

sterben, glaubt er müsse .... $\mathbf{P}^{45}$

vernachlässigt würde, daß er .... $\mathbf{P}^{35}$

WAHNSINN, Manie

.... $\mathbf{P}^{35}$ o $\mathbf{2P}^{16}$ o $\mathbf{1P+1L}^{16}$ o $\mathbf{S}^{35}$, $\mathbf{SII}^{35}$ o $\mathbf{L}^{35}$

WEINEN, zu Tränen geneigt .... $\mathbf{P}^{16}$

bessert Symptome .... $\mathbf{P}^{35}$

grundlos .... $\mathbf{P}^{16}$

unwillkürliches .... $\mathbf{P}^{16}$

Zorn, nach .... $\mathbf{P}^{35}$

WIDERSPENSTIG .... P^{35} o S^{35} o $<L^{35}$

WIEGEN, hin und her bessert .... $S^{35,45}$

ZEIT

vergeht zu langsam .... P^{35}

vergeht zu schnell .... P^{35}

ZERSTÖRUNGSSUCHT .... P^{16} o $1P+1L^{16}$

ZORN, Ärger .... P^{35} o $S^{35,45}$

Beschwerden nach Zorn .... P^{35}

erstechen, könnte jemanden .... $P+S^{35,45}$ o $P+L^{35,45}$

heftig .... P^{16} o S^{45}

Zittern, mit .... P^{35}

ZWEIFELT

Genesung, an der .... P^{35}, $<P^{45}$

Rechtschreibung, an seiner .... S^{35}

NACHTRÄGE

NACHTRÄGE

SCHWINDEL

SCHWINDEL

biliös, durch Verdauungsstörungen mit Flecken vor den Augen .... **P**[45]

Hirnbasis, in der H. beginnend .... **S**[35,45] o **L**[35,45] o **T**[35,45]

AUFRICHTEN vom Bücken **verschlechtert** .... **P**[16]

Liegen, vom .... **P**[45]

AUFSTEHEN, beim Aufstehen **schlechter**

Bett, vom .... **P**[35,45]

Sitzen, vom .... **P**[35,45]

AUFSTOSSEN, Schwindel während des A. .... **P**[16,35]

Schwindel mit häufigem Aufstoßen .... **P**[16,35]

AUGENSCHLIESSEN, beim A. **schlechter** .... **P**[16,35]

Übelkeit, verbunden mit .... **P**[16]

BETRUNKEN, wie .... **P**[35]

Essen, nach dem .... **P**[16]

BEWEGUNG, durch B. **schlechter** .... **P**[35]

BLUMENGERUCH, durch .... **P**[35]

BÜCKEN, beim B. **schlechter** .... **P**[16,35]

DREHEN, wie im Kreis, taumeliger Schwindel .... **P**[35]

Bett, beim Umdrehen im .... **P**[35]

Drehschwindel mit Übelkeit .... **P**[35]

Kreis, er dreht sich im .... **P**[35]

Gehen, beim .... **P**[16]

ERBRECHEN, mit .... **P**[35]

ESSEN, beim .... **P**[16]

Fallen, er will auf die Seite f. .... **P**[16]

FAHREN, beim .... **P**[35]

Wagenfahren verschlechtert .... **P**[35]

FALLEN, Gefühl des Fallens wie auf einem Schiff .... **P**[35]

GEGENSTÄNDE erscheinen bald zu groß, bald zu klein .... **P**[16,35]

GEHEN, beim G. **schlechter** .... **P**[16,35,45]

Freien, im F. schlechter .... **P**[16,35]

nahe einem Abgrund .... **P**[16]

über eine hohe Brücke .... **P**[16]

eine enge Brücke .... **P**[16]

über einen offenen Platz .... **P**[16]

HITZEWALLUNG, mit .... **P**[35]

HOCHGELEGENEN, Orten an .... **P**[16]

ILLUSIONEN, mit:
sie kommt sich selbst bald zu groß,
bald zu klein vor .... **P**[16]

KOPF, Gefühl als ob der K. größer als
der Körper sei .... **P**[35]

KOPFSCHMERZEN, bei .... **P**[35]

LESEN, beim .... **P**[35]

LIEGEN, im L. **besser** .... **P**[45]

LUFT, Schwindel in schlechter Luft .... **P**[35]

MENSCHENMENGE, in einer .... **P**[35]

MENSES, während schlechter .... **T**[35]

NASENBLUTEN, **bessert** .... **T**[35]

OHNMACHT, mit .... **P**[16,35]

RUCK, wie ein R. im Kopf, wovon er für einen Augenblick die Besinnung verliert .... **P**[16]

SCHIFF, auf einem .... **P**[35]

SCHREIBEN, beim .... **P**[35]

SCHWEBEN, Gefühl von .... **P**[35]

SCHWEISSEN, mit Sch. die oft erleichtern .... **P**[35]

SEE, auf .... **P**[35]

SEHEN

abwärts .... **P**[16]

aufwärts .... **P**[16,35,45]

auf hohe Gebäude .... **P**[16]

Flecken und Sternen vor den Augen, mit .... **P**[35,45]

Schleier, mit dem Gefühl eines Sch. vor den Augen .... **P**[35]

Verdunkelung des Gesichtsfeldes, mit .... **P**[16]

TAUMEL, Wanken mit, beim Gehen .... **P**[16]

ÜBELKEIT, mit .... **P**[35]

Augenschließen, beim.. **P**[16]

ÜBERSCHREITEN einer Brücke.................................... **P**[16]

UMDREHEN, beim schnellen U. fällt er fast

über den Haufen.. **P**[16]

VERSTOPFUNG, bei .... **P**[35]

WÄRME

Zimmer, schlechter im warmen Z. .... **P**[35]

NACHTRÄGE

KOPF

Psora: Bei der Psora ist der Kopf normal in Größe und Form. (**P**[35])

Syphilis: Nach den Zähnen ist auch der Schädel sehr häufig der Sitz hereditär-syphilitischer Stigmen. Er ist bald in toto deformiert, und zwar kugelig (sog. "CRANE EN BOULE"), oder stark in die Höhe gezogen (Acrocephalus oder Oxycephalus), oder sein Volumen ist vergrößert, bisweilen monstruös (Hydrocephalus).
Bald ist die Deformation eine partielle, und zwar: Stark vortretende, gewölbte, in allen Durchmessern vergrößerte Stirne (sog. "olympische Stirne"), oder er zeigt umschriebene Höcker (Frontal- Parietal- und Fronto-Parietalhöcker, Crane natiforme). Bisweilen besteht Asymmetrie, indem die eine Seitenhälfte des Schädels und des Gesichts, bezüglich des Volumens, der Durchmesser, der Krümmung und Biegung merklich von der anderen abweicht. (2**L**[73])

Syphilis oder Tuberkulinie: Bei der Syphilis oder der Tuberkulinie ist der Kopf von Kindern vorgewölbt und groß. Häufig bestehen offene Nähte und weiche, knorpelige Knochen. (**L**[35] o **T**[35])

ATHEROM .... **P**[16]

BAND, Gefühl wie von einem .... **L**[35] o **T**[35]

BETRUNKEN, wie

Essen, nach dem .... **P**[16]

BEWEGUNGEN des Kopfes (Schütteln, Nicken,

Hin- und Herbewegen usw.) .... **P**[16]

konvulsivisch .... **P**[16]

rollt den Kopf

bei Kopfschmerz .... **L**[35] o **T**[35]

unwillkürlich .... **P**[16]

BLUTANDRANG zum Kopf

Angst, mit .... **P**[16]

Arbeitsscheu und Angst, mit .... **P**[16]

Kopfschmerzen, bei .... **L**[35] o **T**[35]

Schwindel, mit .... **P**[35]

BOHRT, den Kopf in die Kissen

Kopfschmerzen, bei .... **L**[35] o **T**[35]

CHOREA .... **P**[16]

DRUCK, Gefühl von

kalter Druck oben auf dem Kopf,

gewöhnlich mit Angst verbunden .... **P**[16]

ENTBLÖSSEN, des Kopfes **verschlechtert** .... **P**[35] o 2**T**[35]

ERWEITERUNG

Blutgefäße, der .... **L**[73]

EXOSTOSEN .... **L**[16,35,73]

schmerzhafte .... **L**[16,35,73]

FONTANELLEN, offene .... **L**[35,45] o **T**[35]

GEHIRNENTZÜNDUNG

Gehirnhäute .... **L**[73]

GERÄUSCHE .... **P**[16]

GESCHWÜLSTE .... **P**[16]

P[16] Schmerzhafte Knollen auf der Kopfhaut, kommend und vergehend, wie Beulen und runde Geschwülste, die in seltenen Fällen auch in Eiterung übergehen. .... **P**[16]

GESCHWÜRE .... **L**[16,35] o **T**[35]

L[16]: glatte, blasse, reine, bloß mit Schleim überzogene, fast mit der gesunden Haut ebnen, nicht schmerzhafte Hautgeschwüre auf der Kopfhaut. .... **L**[16]

GLUCKSEN im Kopf .... **P**[16]

GURGELN .... **P**[16]

HAAR

bricht leicht und spaltet sich .... **P**[35,45]

dünn, widerspenstig .... **L**[35]

fettig .... **<L**[35] o **T**[35]

feucht .... **T**[35]

glanzlos .... **P**[35]

grau, wird .... **P**[35,45]

fleckweise .... **P**[35,45]

kahl

kahle Stelle ist weich und glänzend .... **L**[35]

stellenweise .... **P**[16]

klebt zusammen .... **T**[35]

ölig, sauer riechend, stinkend .... **L**[35]

sauer riechend, stinkend, ölig .... **L**[35]

spaltet sich und bricht leicht .... **P**[35,45]

stinkend, ölig, sauer riechend .... **L**[35]

trocken .... **<>P**[16,35] o **<L**[35] o **T**[35]

verfilzt sich leicht .... **P**[35]

weiß, stellenweise .... **P**[35]

HAARAUSFALL (allgemeiner) .... **P**[35]

Fieber oder Krankheiten, nach akuten .... **P**[35]

fleckweise .... **<L**[35]

Alopecia areata .... **L**[35]

kleinen runden Flecken, in .... **S**[35]

Krankheiten, nach .... **P**[35,45]

öfters Haarausfall .... **P**[16]

Partus, nach dem .... **P**[35] o **T**[35]

Scheitel, beginnend auf dem .... **<L**[35]

Scheitel, Vorderkopf und Wirbel .... **P**[16]

Seiten .... **<L**[35]

Vorderkopf, Scheitel und Wirbel .... **P**[16]

Wirbel, Vorderkopf und Scheitel .... **P**[16]

HAUTAUSSCHLÄGE

eiternd .... **T**[35]

dicker, gelber, milder Eiter .... **T**[35]

feuchte Ausschläge .... **T**[35] o **<L**[35]

Ekzem, feuchtes .... **L**[35] o **T**[35]

trockenes .... **P**[35]

empfindlich gegen die freie Luft .... **P**[16]

juckend .... **P**[16]

Knötchen auf der Kopfhaut .... **P**[16]

Kopfgrind .... **P**[16] o **S+T**[35]

Krusten und Schorfe .... **P**[16] o **S**[35] o **L**[35] o **T**[35]

in Flecken an umschriebenen Stellen .... **S**[35] o **L**[35]

dicke, feuchte Krusten .... **L**[35]

gelbe, schwere, dicke Krusten .... **L**[35] o **T**[35]

Milchschorf .... **P**[16]

nässend .... **P**[16]

Pickel, Blütchen .... **P**[16,35]

schmerzhafte, juckende .... **P**[35]

Papulöse Eruptionen, kleine .... **P**[35]
Pusteln .... **T**[35]
schmerzhaft .... **P**[16]
schorfig .... **P**[16]
Schuppen .... **P**[16]
Tinea circumscripta .... **S**[35]
Tinea tonsurans .... **S**[35]
trocken .... 2**P**[35]

HITZE .... **P**[16] o **T**[35]
abends .... **P**[16]
nachts .... **T**[35]
Frösteln, während .... **P**[16]
Hitzewellen
nach Frösteln .... **P**[16]
kalt ....
Füße, kalte F. dabei .... **P**[16]
Füße und Hände, kalte F. u. H. dabei .... **P**[16]
Hände, kalte H. dabei .... **P**[16]

HOCHHALTEN, kann Kopf nicht .... **L**[35] o **T**[35]

HYDROCEPHALUS .... **L**[73]

JUCKEN der Kopfhaut .... **P**[16] o **T**[35]
Bettwärme verschlechtert .... **P**[35]
feuchtem, übelriechendem, mattem

Haar, mit .... T^{35}
Trockenheit, Jucken mit T. der Kopfhaut .... P^{35}

KLOPFEN, im Kopf .... P^{16}

KONGESTION an der Hirnbasis .... S^{35}

KOPFHAUT, sieht unsauber aus .... P^{35}

KOPFHEBEN unmöglich .... L^{35} o T^{35}

KOPFSCHWEISS .... $1P^{35}$ o $1S^{45}$ o $2T^{35,45}$ o $2L^{35,45}$
abends .... <>P^{16}
Fisch, Geruch wie .... S^{35}
muffiger Geruch wie altes Heu .... T^{35}
reichlich bei Kindern .... L^{35} o T^{35}
Schlaf, während .... <>P^{16}
übelriechend .... T^{35}
Hinterkopf .... P^{16}
im Schlaf .... P^{16}

LÄUSE .... P^{35} o T^{35}

MENINGOCELE .... L^{73}

OSTEOME .... L^{73}

SCHUPPEN .... <>**P**[16],**P**[35] o **S**[35] o **L**[35]

Flecken, Schuppen in Flecken oder an umschriebenen Stellen .... **S**[35] o **L**[35]

Jucken, Schuppen mit oder ohne .... **P**[16]

kleieartige Schuppen .... **P**[35]

Kopfhaut, Schuppen befallen die ganze .... **P**[35]

umschriebenen Stellen, Schuppen an .... **L**[35] o **S**[35]

SCHWÄCHE .... **L**[35] o **T**[35]

UNSAUBER, Kopfhaut sieht u. aus .... **P**[35]

ZUCKEN der Kopfmuskeln

Seiten

schlechter durch kauen oder sprechen, mit Entstehung von schmerzhaften Beulen .... **P**[16]

ZUSAMMENSCHNÜREN, Spannung

Band oder Reifen .... **L**[35] o **T**[35]

Stirn

Band, wie von einem .... **L**[35] o **T**[35]

ZUSAMMENZIEHEN der Kopfhaut, Gefühl von .... **P**[16]

NACHTRÄGE

NACHTRÄGE

KOPFSCHMERZEN

Psora: Kopfschmerzen werden durch heiße Anwendungen, Ruhe, Stille und Schlaf gebessert. (**P**[35])

Syphilis: Die Kopfschmerzen werden von Wärme, Ruhe oder dem Versuch zu schlafen schlechter. (**L**[35])

Tuberkulinie:

1) Hartnäckige Kopfschmerzen, die durch Behandlung schwer gebessert werden. (**T**[35])
2) a. Kopfschmerzen mit rotem Gesicht und Blutandrang zum Kopf. (**T**[35])
   b. Kopfschmerzen, die zu bestimmten Tagesstunden auftreten, meistens vormittags. (**T**[35])
   c. Kopfschmerzen, die durch Ruhe, Stille, Schlaf und Essen gebessert werden. (**T**[35])

Tuberkulinie oder Syphilis: Die Kinder hämmern den Kopf mit den Fäusten oder schlagen und stoßen ihn gegen einen Gegenstand. (**T**[35] o **L**[35])

KOPFSCHMERZ, Allgmeines und Modalitäten

MORGENS, schlechter .... **P**[35]
Sonne, kommt und geht mit der Sonne .... **P**[35]
nimmt zu und ab mit der Sonne .... **P**[35]

VORMITTAGS .... **T**[35]

NACHTS schlechter .... **S**[45] o **L**[35,45]

MITTERNACHT, nach .... 2**S**[45]

ANFALLSWEISER Schmerz .... **P**[35]

ANGST, nach .... **P**[35]

ANHALTENDER SCHMERZ .... **P**[16,35] o **L**[35] o **T**[35]
2 oder 3 Tage .... **P**[16]

ÄRGER, nach .... <>**P**[16]

BEGEGNUNG und Unterhaltung mit Fremden
verschlechtert .... **P**[35] o **T**[35]

BEWEGUNG, durch B. **besser** .... **S**[35,45]

CHRONISCHER SCHMERZ .... **P**[35] o **S**[35] o **L**[35] o **T**[35]

ERBRECHEN, mit .... **P**[16]

ERKÄLTUNG, durch eine .... **P**[16]

ESSEN, nach dem E.
besser .... **T**[35]
schlechter .... **P**[16,35]

FAHREN, beim
schlechter .... **T**[35]

FREMDE, wenn sie F. treffen oder wenn eine
nicht alltägliche Prüfung bevorsteht .... **P**[35] o **T**[35]

FREUDE, durch zu große .... **P**[35]

FRÖSTELN, mit .... **P**[16]
bald Frost, bald fliegende Hitze
bei Kopfschmerzen .... **P**[16]

GALLENKOLIK, mit .... **P**[35]

GEFÜHLSERREGUNGEN, nach .... <>**P**[16], **P**[35]
bedrückenden oder traurigen Nachrichten .... **P**[35]

GERÜCHE, durch starke .... **P**[35]

HAUTAUSSCHLAG, bei unterdrücktem … **T**[35]

HEFTIGER Schmerz … **P**[35] o **L**[35] o **T**[35]

HITZE

bessert … **P**[35]

heiße Umschläge bessern … **P**[35]

verschlechtert … **T**[35]

KALTE UMSCHLÄGE bessern … **L**[35]

KRÄNKUNG, durch … **<>P**[16]

KUMMER, durch … **<>P**[16]

MENSES, vor … **T**[35]

MOND, Neumond oder Vollmond verschlechtert … **P**[16]

NASENBLUTEN, besser durch … **T**[35]

PERIODISCHER SCHMERZ … **P**[16] o **T**[35]

bestimmten Stunde, zu … **T**[35]

jeden Tag … **P**[16]

zur gleichen Stunde … **P**[16]

jeden 7. Tag … **T**[35]

jeden Sonntag … **T**[35]

an Ruhetagen auftretend .... **T**[35]

alle 2 Wochen .... **P**[16]

dauert 2 oder 3 Tage .... **P**[16]

alle 28 Tage .... **P**[16]

PRÜFUNG, vor P. **schlechter** .... **T**[35]

RUHE, bei R. **besser** .... **P**[35] o **T**[35]

schlechter .... **L**[35]

SCHLAF, nach dem Sch. **besser** .... **P**[35] o **T**[35]

SCHRECK, nach einem .... <>**P**[16]

UNTERHALTUNG und Begegnung mit Fremden

verschlechtert .... **P**[35] o **T**[35]

VERSTOPFUNG, bei .... **P**[16,35]

VERWIRRUNG, mit .... **P**[16]

ZORN, durch .... <>**P**[16]

KOPFSCHMERZ, Orte

GEHIRN, Kopfschmerz wird tief im G.
empfunden .... **P**[16]

HIRNBASIS, an der H. bei Verstopfung .... **P**[35]

SCHÄDELBASIS, an der, linear o. einseitig .... **L**[35]

SCHEITEL .... **P**[16], 1**P**[35] o 2**S**[35]

SCHLÄFEN .... **P**[35]
Verstopfung, bei .... **P**[35]

SEITEN, einseitig .... <>**P**[16]
periodisch .... **P**[16]

STIRN, in der .... 2**P**[35]
morgens schlechter .... 2**P**[35]
pulsierender, klopfender Schmerz .... **P**[16]

KOPFSCHMERZ, Empfindungen

BERSTENDER Schmerz
Scheitel
auseinandergetrieben, wie .... **P**[16]

BETÄUBENDER, besinnungsraubender Schmerz .... **P**[16]

BOHRENDER, grabender, schraubender Schmerz........... **L**[35]

Stirn

über einem Auge .... **P**[16]

DRÜCKENDER Schmerz

Band .... **L**[35] o **T**[35]

Gehirn, Druck auf das .... **P**[16]

Scheitel .... **P**[16]

DUMPFER Schmerz .... **P**[16] o **L**[35]

morgens, beim Erwachen .... **P**[16]

nachmittags, bei starkem Gehen oder lautem Sprechen .... **P**[16]

HÄMMERNDER Schmerz .... **P**[16]

PULSIERENDER Schmerz

Anfälle von pochendem Schmerz (z.B. in der Stirn) mit starker Übelkeit zum Umsinken oder auch Erbrechen von früh bis abend, alle 14 Tage oder eher oder später. .... **P**[16]

SCHIESSENDER Schmerz

Erstreckt sich zu den Ohren,
gewöhnlich beim Gehen, besonders
beim Gehen und Bewegen nach dem Essen........................**P**[16]

STECHENDER Schmerz

Erstreckt sich zu den Ohren mit
Schwarzwerden vor den Augen...**P**[16]

Schläfen:

Kopfschmerz täglich zu gewissen Stunden,
z.B. ein Stechen in den Schläfen, die
auch wohl anschwellen mit Tränen des
einen Auges...**P**[16]

ZIEHENDER Schmerz

In einigen Fällen ein ziehender Schmerz
aus dem Genicke äußerlich zum Hinter-
haupte heran, auch wohl über den ganzen
Kopf und das Gesicht, welches davon oft
aufgedunsen wird und wobei der Kopf bei
Berührung schmerzt, nicht selten mit
Übelkeit..**P**[16]

NACHTRÄGE

NACHTRÄGE

SCHLAF

DÖSEN

Er bringt die Nächte in bloßem Schlummer hin. .... P[16]

EINSCHLAFEN

morgens

Der Schlaf ist durch Träume gestört und stellt sich erst gegen Morgen ein oder die Patienten würden am liebsten bis Mittag im Bett liegen bleiben. .... P[35]

Essen, nach dem .... P[16]

Mittagessen, nach dem .... P[16]

ERWACHEN

Angst und Depression, durch .... P[16]

Gerüche, durch ungewöhnliche .... P[45]

häufig

Menses, vor M. mit Blutwallungen .... P[16]

Herzklopfen, durch .... P[16]

Träume, durch .... P[16,35]

GÄHNEN

häufig .... P[16]

fast ständig mit Dehnen u. Recken der
Glieder ... **P**[16]

SCHLAFLOSIGKEIT ... **P**[16,35,45] o **T**[45]

abends ... **P**[16]

Zubettgehen, nach dem ... **P**[16]

Mitternacht, nach

nach 3 Uhr ... **P**[16]

Angst, durch ... **P**[16]

Gerüche, durch starke G ... **P**[45]

Herzklopfen, durch ... **P**[16]

Hitze, durch ängstliche H., muß aufstehen und umhergehen (jede Nacht) ... **P**[16]

Menses, vor ... **P**[16]

Phantasiegebilde, Illusionen, durch ... **P**[16]

muß aufstehen und umhergehen ... **P**[16]

SCHLÄFRIGKEIT

morgens ... **P**[16,35]

Abendessen, nach dem ... **P**[16]

Essen, nach ... 2**P**[16], **P**[35]

Niederlegen und Schlafen, oft bis zum ... **P**[16]

Mittagessen, nach ... **P**[16]

Sitzen, im ... **P**[16]

Verstopfung, bei ... **P**[35]

TRÄUME

Alpträume ..... P^{16}

Kopfschmerzen, vor ..... P^{16}

Menses, vor ..... P^{16}

ängstlich ..... P^{16}

Menses, vor ..... P^{16}

ärgerlich ..... P^{16}

erotisch ..... P^{16}

lebhaft ..... <>P^{16}

schrecklich ..... <>P^{16}

traurig ..... P^{16}

unruhig ..... <P^{16}

Wachen, wie im ..... P^{16}

UNERQUICKLICH ..... <>P^{16}, <P^{35}

morgens ..... P^{16}, <P^{35}

UNRUHE

Nach einer sehr unruhigen Nacht hat er früh oft mehr Kräfte, als nach ruhigem, festen Schlafe. ..... P^{16}

UNTERBROCHEN

Durst, durch ..... P^{16}

NACHTRÄGE

ALLGEMEINES

Psora:

Langsame Erholung nach akuten Erkrankungen. Folgekrankheiten. Komplikationen. Schwache Reaktionskraft. Der Heilungsprozeß muß Stück um Stück erkämpft werden. Das Kind ist für alle Krankheiten in seiner Umgebung anfällig, seine Körperabwehr scheint zu schwach zu sein. (**P**[35])

Syphilis:

In gewissen Fällen drückt die hereditäre Syphilis dem Habitus und der Physiognomie den Stempel der Degeneration auf, indem sie kleine, verschrumpfte, schlecht gebaute, greisenhafte Individuen schafft und das Gesicht durch allerlei Mißbildungen entstellt, wie Stumpfnase (sog. nez canard, nez en pied de marmite), Stirnbeulen, Asymmetrien, Prognathismus, Difformitäten der Zähne, erdfahler, grauer Teint usw.; ein wahrer Typus von Häßlichkeit, und zwar von seltener und ganz besonderer Häßlichkeit kann vorkommen. Andererseits begegnet man oft hereditär-syphilitischen Menschen von großer Statur, elegantem Äußeren und regelmäßiger, normaler Physiognomie. Manche besitzen sogar ein besonders schönes Exterieur. (**L**[73])

Tuberkulinie:
Die Kinder sind häufig und besonders schwer krank. (**T**[35])

ABMAGERUNG .... **P**[45] o **T**[35,45]

Herzzuständen, bei .... **P**[45] o **T**[45]

Kinder (Marasmus) .... **P**[16]

ABSZESSE .... **L**^{35,45} o **T**^{35,45}

Drüsen .... **L**^{35,45} o **T**^{35,45}

Stichabszesse nach operativen Maßnahmen
trotz bester hygienischer Bedingungen........................ **T**^{45}

ANÄMIE .... **P+L**^{35} o **T**^{35} o **S**^{45}, SIII^{35}

ANASARKA.............. **P**^{16}, 2**P**^{35,45} o 1**S**^{35}, **S**^{45} o **L**^{45} o 2**T**^{35}

AORTA, Aplasie der.. **L**^{73}

ASYMMETRIE von Organen .... **L**^{35}

ATROPHIE (Drüsen).. **P**^{16} o **T**^{35}

BLUTANDRANG, Kongestion .... **P**^{35}

BLUTGEFÄSSE,

Erweiterung der Blutgefäße .... **P**^{16} o **L**^{73} o **T**^{35}

Die Kapillarwände, Venenwände und Arterienwände sind fehlerhaft und ungewöhnlich erweitert. Der Blutkreislauf könnte mit einem schlechten Rohrwerk verglichen werden, das keinen außergewöhnlichen Druck ertragen würde. .... **T**^{35}

Aneurysma der Venen oder Arterien................................ **P**^{16}

Ektasie oder Dilatation der Venen,
besonders im Kindesalter aber auch
später auftretend, namentlich am
Schädel. .... **L**[73]

BLUTHOCHDRUCK .... **T**[45]

BLUTUNG .... **T**[35]
Gerinnung, Blut gerinnt nicht .... **T**[35]

BLUTWALLUNGEN .... **P**[16,35,45] o **T**[35]
Gemütsbewegungen, nach .... **P**[16]

CARIES der Knochen .... **L**[35]

CELLULITIS .... **S**[45]

CHLOROSE .... **T**[45]

CHOREA .... **P**[16]
Gemütsbewegungen, durch .... **P**[35]
Schreck, durch .... **P**[35]

CYANOSE .... **L**[73]

DIABETES .... **P**[16] o **3T**[35,45] o **3T+S**[35,45]
bösartige Fälle .... **3T+S**[35,45]

DIPHTERIE .... **L** (G.Risch)

DRÜSEN, Atrophie .... **P**[16] o **T**[35]

Das Drüsensystem der Lymphatiker ist oft von rasch zerstörenden Prozessen betroffen .... **T**[35]

Fisteln .... **L**[35] o **T**[35]

Vergrößerung der lymphatischen Drüsen .... **L**[35] o **T**[35]

ELEPHANTIASIS .... **P+S+L**[35]

ENTZÜNDUNGEN

Knochen .... **L**[73]

EPILEPSIE = tuberkulinischer Ursprung, Aufpfropfung der Syphilis auf die Psora .... **T**[35,45]

ERSCHLAFFUNG der Muskeln .... SII[45] o **L**[45]

EXOSTOSEN .... **L**[35,73]

FETTLEIBIGKEIT .... **S**[35,45]

Kindern, bei .... **T**[45]

FISTELN .... **L**[35] o **T**[35]

Fistel-Unterdrückung .... **S**[35]

GESCHWÜRE der Drüsen .... **L**[35,45] o **T**[35,45]

GICHTIGE ABLAGERUNGEN

in Mund, Nase, Ohren, Rectum, Harnröhre
und Körperöffnungen.. **S**[35]

GONORRHOE

Aufgrund einer tuberkulösen Veranlagung entstehen Schwierigkeiten, die erworbene Gonorrhoe oder Syphilis auszurotten. (35)

GRIPPE .... **S**[35]

HITZEWALLUNGEN.. **P**[16,35,45]

Erwachen, nach E. mit Herzklopfen,
Angst und Nervosität. .... **P**[45]
geistiger Anstrengung, nach .... **P**[35]
Kopfschmerzen, bei - bald auch wohl
Frost... **P**[16]
Schwindel, bei .... **P**[35]

HORMONDRÜSEN, Funktionsstörungen der................. **L**[45]

INFILTRATIONEN, Verätzungen durch
Absonderungen .... **S**[45]

INFANTILISMUS, kleine Gestalt, grazile
Formen .... **L**[73]

KATALEPSIE
psychischen Eindrücken, nach .... **P**[35]

KEUCHHUSTEN .... **T** (G.Risch)

KNOCHEN
brüchig .... **P**[16]
Caries .... **L**[35,45]
Erweichung .... **P**[16] o **L**[35]
Exostosen .... **L**[16,35,45]
Nekrose .... **L**[35,45]

KNOCHENDEFORMIERUNGEN, Mißbildungen .... **L**[45]

KNORPELVERÄNDERUNGEN und Knoten auf der
Knochenoberfläche, besonders der Tibia .... **L**[35]

KOLLAPS
plötzlich .... **P**[16]

KONVULSIONEN (anfallsweise tonisch-
klonische Krämpfe) .... **P**[16] o **L**[73] o T[35,45]
Angst, durch .... **P**[35]
Aufregung, durch .... **P**[35]

Bewußtsein, ohne .... **P**[16]

Epilepsie = tuberkulinischer Ursprung
bzw. Aufpfropfung der Syphilis auf die
Psora .... **T**[35,45]

epileptisch .... **P**[16] o **L**[73] o **T**[35,45]

  schlimmste Fälle .... **P+S+L**[35]

  Angst, durch .... **P**[35]

Geräusch, durch .... **P**[16]

Kinder .... **L**[73]

tetanische Steifheit .... **P**[16] o **T**[35]

tonisch .... **P**[16]

KRAMPFADERN .... **P**[16] o **2T**[35]

Geschwüre .... **L**[45] o **2T**[35]

juckend .... **P**[16]

schmerzhaft .... **P**[16]

Schwangerschaft, während der .... **P**[16]

KRAMPFARTIGE Bewegungen .... **P**[16]

KREBSARTIGE Leiden .... **P+S+L**[45] o **S+T**[45]

Epitheliome .... **P+S+T**[45]

Hämangiom .... **P**[16] o **S**[35] o **L**[35] o **S+L**[35]

LUPUS .... **P+S+L**[45]

LEUKÄMIE .... **L**[73]

LITTLE'SCHE Krankheit .... **L**[73]

LYMPHATISCHE Konstitution:
Anfällig für Gonorrhoe und Syphilis.
Bei der lymphatischen Konstitution gedeiht (besonders ab dem 40. Lebensjahr) die tuberkulöse Diathese am stärksten (35)

MANNBARBKEIT
Zeichen einer spät sich einstellenden Mannbarkeit .... **L**[73]

MALARIA .... **P**[35] o 2**T**[35]

MASERN .... **T** (G.Risch) o **P**[35] o **T**[35]

MATTIGKEIT
Essen, nach dem .... **P**[16]

MONSTRUM, Monstruositäten .... **L**[73]

MÜDIGKEIT .... **P**[16,35] o 2**T**[35], **T**[45]
morgens .... <**P**[16,35]
abends .... <**T**[35]
Essen, nach dem .... **P**[16,35]
muß sich niederlegen und schlafen .... **P**[16]
geistige Anstrengung .... **P**[35]

Menses, während ... **T**[35]
Schwangerschaft, während der ... **P**[16]
Sitzen, im (gehen bessert) ... **P**[16]
Stuhlgang, nach ... **P**[16] o **T**[45]
ständiges müdes Gefühl ... **T**[45]
"ich bin müde geboren" ... <**T**[35]

MUMPS ... **S** (G.Risch)

NEURALGIEN
Besserung durch Ruhe und Wärme und
Verschlechterung durch Bewegen ... **P**[35] o **T**[35,45]
Nasenbluten, alte Neuralgien werden
durch N. gebessert ... **T**[45]
ständige Neuralgien, die ohne ersicht-
lichen Grund kommen und gehen ... **P**[35]

OHNMACHT, Ohnmachtsgefühl
Angst, durch ... **P**[35]
Fremde, wenn sie F. treffen oder wenn
eine nicht alltägliche Prüfung
bevorsteht ... **P**[35]
Gerüche, durch ... **P**[35,45]
Blumen ... **P**[35,45]
Fisch ... **P**[35,45]
kochende Speisen ... **P**[35,45]
Kopfschmerzen, bei ... **L**[35] o **T**[35]

Menses, während ... **T**[35]
Menschenmenge, in einer ... **P**[35]
plötzlich ... **P**[16]
Schwangerschaft, in der ... **P**[16]

PARALYSE

Paralyse und allgemeine juvenile P. ... **L**[73]

PULS

fadenförmig ... **T**[35]
hüpfend ... **P**[35]
intermittierend ... **S**[35]
kaum fühlbar ... **S**[35]
klein ... **T**[35]
langsam ... **S**[35,45]
schnell ... **T**[35]
unfühlbar ... **S**[35]
unterdrückbar, leicht ... **S**[35,45]
voll ... **P**[35]
weich ... **S**[35,45]

RACHITIS ... P[16] o L[35,45,73]

Rachitis der Kinder ... **L**[45]

RÖTELN ... S[35] + ?

SCHARLACH ... L (G.Risch)

SCHLEIMHAUTGESCHWÜRE .... **L**[45]

SCHWÄCHE .... **2T**[35]

morgens

  Erwachen, beim .... **<T**[35]

abends .... **<T**[35]

Angst, nach .... **P**[35]

Anstrengung, nach .... **<2T**[35]

Diarrhoe, durch .... **P**[16] o **L**[35] o **T**[35]

Erregung, nach .... **P**[35]

Essen, nach .... **P**[16,35]

geistige Anstrengung, schlechter durch .... **P**[35]

Hunger, durch .... **P**[16]

Kopfschmerzen

  bei .... **T**[35]

  nach K. mit Traurigkeit .... **P**[16]

Menses

  während .... **T**[35]

  nach .... **T**[35]

Schwangerschaft, während der .... **P**[16]

Stuhlgang, nach .... **P**[16] o **T**[45]

  besonders n. weichem, reichlichem St. .... **P**[16]

Urinieren, nach .... **T**[35]

  nach reichlichem U. .... **P**[16]

  während U. .... **P**[16]

Zorn, nach .... **P**[35]

SCHWELLUNG allgemein

ödematös .... **P**[16,45] o **P+S**[45] o **S**[45] o **L**[45]

schlimmste Fälle .... **P+S**[45]

Drüsen .... **P**[16] o **L**[35] o **T**[35]

SKROFULOSE .... **L**[45] o **T**[45]

TETANUS, Anfälligkeit für .... **T**[35]

SYPHILIS

Aufgrund einer tuberkulösen Veranlagung entstehen große Schwierigkeiten, die erworbene Syphilis auszurotten. (35)

TABES .... **L**[73]

TUMOREN

Atherom .... **P**[16]

Fibrom .... **P+S+L**[35]

Keloid .... **L**[35] o T[35]

Sarkom .... **L**[73]

WASSERSUCHT .... **P**[16,45] o **P+S**[45] o **S**[45] o **L**[45]

Schlimmste Fälle .... **P+S**[45]

P[45] o **L**[45]: Wassersucht und Anasarka ausgeprägter als bei der Sykose. Bei der Sykose stirbt der Patient, bevor der Wassersuchtzustand sich richtig ausgeprägt hat. .... **S**[45]

WINDPOCKEN ....**S** (G.Risch) o **P+S**[35] o **S**[35] o **S+L**[35]

WUNDEN

Bisse von giftigen Tieren ....1**P**[35] o 3**T**[35]

bluten stark ....**T**[35]

eitern ....2**T**[35] o 2**S+**2**T**[35]

heilen langsam ....<**P**[16] o 2**S+**2**T**[35] o 2**T**[35]

konstitutionelle Folgen ....1**P**[35] o 3**T**[35]

Stichwunden, Folgen von ....**T**[35]

ZITTERN, äußerlich

Angst, durch ....**P**[35]

Ärger, durch ....**P**[35]

Geräusche, durch ....**P**[16]

Hunger, bei ....**P**[16]

Zorn, durch ....**P**[35]

ZUCKEN, leichtes Z. einzelner Muskelfasern ....**P**[16]

ZUCKUNGEN

Angst, durch ....**P**[35]

Muskeln, der ....**P**[16]

ZWERGWUCHS, Hypotrophie ....**L**[73]

ZWILLINGSSCHWANGERSCHAFT ....**L**[73]

NACHTRÄGE

EMPFINDUNGEN

AMEISENLAUFEN, innerlich .... **P**[16]

ANALGESIE .... **P**[16]

BLUT, Gefühl als ob das B. stagniert .... **P**[16]

EMPFINDLICHKEIT

äußerlich .... **P**[16]

Schmerz, gegen .... **P**[16]

Wenn er sich an etwas mäßig stößt, so schmerzt es heftig und sehr lange; die Stellen, worauf er im Bett liegt, schmerzen empfindlich, daher öfteres Umwenden die Nacht; die hinteren Oberschenkelmuskeln, worauf sie sitzt, und die Sitzbeine schmerzen empfindlich; ein geringer Schlag mit der Hand auf die Oberschenkel macht großen Schmerz. Geringes Anstoßen an etwas Hartem hinterläßt blaue Flecke, Blutunterlaufungen. .... **P**[16]

Haut, der .... **P**[16]

Muskeln, der .... **P**[16]

Periost .... **P**[16]

LEBENSWÄRME, Mangel an .... **P**[16] o **T**[35]

Ein Teil des Tages friert er, ein

Teil ist ihm zu warm .... **T**[35]

Bauch, friert leicht am .... **P**[35] o **T**[35]

PULSIEREN innerlich .... **P**[16,35]

SCHMERZ

bohrend

Knochen .... **L**[35]

SCHWERE

Verstopfung, bei .... **P**[35]

VÖLLEGEFÜHL innerlich .... **P**[16,35]

ZITTERN, Gefühl von Z. **innerlich**

Kopfschmerzen, bei .... **P**[16]

ZUSAMMENSCHNÜREN

innerlich .... **P**[35]

Kopfschmerzen, nach .... **P**[16]

Bandes, Reifens, Gefühl eines .... **S**[35]

NACHTRÄGE

NACHTRÄGE

MODALITÄTEN

Psora:
Patient kann gut gehen, verträgt es aber nicht, still zu stehen. (35)

Psora oder Tuberkulinie:
Gewöhnliche Ausscheidungsprozesse erleichtern: Diarrhoe, Schweiß, reichliches Urinieren. Sykotische und syphilitische Menschen werden durch solche Ausscheidungen nie erleichtert, sondern ihr Zustand eher verschlimmert.(45)

Sykose:
Ungewöhnliche Absonderungen bessern: Fluor, Nasenabsonderungen, Absonderungen der Schleimhäute. (45)

Syphilis:
Äußere Manifestationen oder ungewöhnliche Absonderungen erleichtern den allgemeinen und geistigen Zustand: Katarrh, Leukorrhoe, ein altes Geschwür öffnet sich wieder und sondert ab. (45)

Tuberkulinie:
Kälte und Wärme werden gleichermaßen nicht vertragen. Beim Gehen und Laufen werden diese Menschen leicht müde, vor allem beim Ansteigen (sie sind kurzatmig). Eine kurze Bergbesteigung bringt sie völlig außer Atem und das Steigen von ca. 20 Treppenstufen erschöpft sie völlig. (35, 45)

NACHTS .... <>**P**[16] o **L**[35,45] o **T**[35,45]

ALKOHOL kann eine latente Sykose wecken .... **S**[45]

ANSTRENGUNG, körperliche A. **verschlechtert** .... <**T**[35]

BEWEGUNG bessert .... 3**S**[35]

DIARRHOE bessert .... **P**[35,45] o **T**[45]

ERWACHEN, beim E. **schlechter** .... **P**[16]

ESSEN

Abendessen verschlechtert, nach dem geringsten A. Nachthitze im Bett, am Morgen Obstipation und große Mattigkeit .... **P**[16]

nach dem E. besser .... **P**[16]

schlechter .... **P**[16,45] o **S**[35]

FAHREN im Wagen oder in der Bahn **verschlechtert** .... **P**[35]

FEUCHTIGKEIT, Nässe verschlechtert .... **S**[35]

FRÜHLING, im F. **schlechter** .... <**P**[16]

GEBURTEN, zu viele G. **verschlechtern** .... **P**[16]

Durch Geburten, Fehlgeburten und deren Folge werden häufig alte latente sykotische Beschwerden erweckt, die sehr schwer auszurotten sind. .... **S**[35]

GERÜCHE verschlechtern .... **P**[16,35,45]

GETRAGEN, will G. werden .... **S**[35]

HEBEN, Überanstrengen der Muskeln und Sehnen durch Heben **verschlechtert** .... **<P**[16]

IMPFUNG, nach .... **S**[35]

Bei tuberkulösen Kindern sind Impfungen sehr gefährlich, denn sie können schwere sykotische Erkrankungen verursachen.

Impfserum gegen Pocken .... **S+L**[35]

KÄLTE im allgemeinen verschlechtert

kaltwerden, Abkühlung, durch .... **<P**[16] o **S**[35]

nach kaltwerden schlechter (Erkältung) .... **<P**[16] o **S**[35] o **T**[35]

Teil, schlechter durch kaltwerden

eines Teils des Körpers .... **<P**[16]

Füße .... **<P**[16]

Hand aus dem Bett .... **<P**[16]

Kopf .... <**P**[16]

Luft, kalte L. verschlechtert .... **S**[35]

Neigung zu Erkältung .... <>**P**[16] o **S**[35] o **L**[35] o **T**[35]

Wetter, naßkaltes W. verschlechtert .... <**P**[16] o **S**[35]

KINDER

Todesfälle im frühesten Kindesalter,
Tod durch Meningitis oder Konvulsionen,
plötzlicher Tod. .... **L**[73]

LIEGEN

Bauch, auf dem B. liegen bessert .... **S**[45]

LUFT

Abneigung gegen frische Luft .... **T**[35,45]

frische Luft, im Freien verschlechtert .... **P**[16]

Zugluft verschlechtert .... <**P**[16] o **T**[35]

MENSES

vor den M. schlechter .... <**P**[16] o **S**[35] o **T**[35,45]

während der M. schlechter .... <**P**[16] o **T**[35]

nach den M. schlechter .... <**P**[16]

MOND

Neumond, schlechter bei .... **P**[16] o **T**[45]

Vollmond .... **P**[16]

NAHRUNGSMITTEL

Essig verschlechtert .... **P**[16]

Fett verschlechtert .... **P**[35,45]

möchte gern Fett essen, bekommt aber Gallenkolik davon .... **P**[35]

Fleisch verschlechtert .... **P**[45] o **S**[45]

Fleischverzehr weckt latente Psora oder latente Sykose. (45)

Geruch der N. verschlechtert .... **P**[35]

gewürzte Speisen, stark g. Sp. können eine latente Sykose wecken. .... **S**[45]

Milch verschlechtert .... 3**T**[35]

Obst verschlechtert .... **P**[16]

saures Obst verschlechtert .... **P**[16]

NASENBLUTEN bessert .... 3**T**[35,45]

NÄSSE, Naßwerden, Folgen von .... <**P**[16]

Füße .... <**P**[16]

Kopf .... <**P**[16]

Schwitzen .... <**P**[16]

RUHE, Erneuerung der Schmerzen in R., die bei Bewegung wieder vergehen .... <**P**[16] o **S**[35]

SÄFTEVERLUST, Folgen von .... **P**[16]

SAMENVERLUST verschlechtert ....**P**[16]

SCHLAF, nach dem Sch. **schlechter**................................**P**[16]

SCHWANGERSCHAFT, Beschwerden während der .....**P**[16]
Hydramnion...**L**[73]

SCHWEISS, erleichtert nicht ....**L**[35]
bessert.. **P**[35,45] o **T**[35]
nach dem Sch. besser .... **P**[35,45] o **T**[35]

SEEKRANKHEIT..**P**[35]

STEHEN verschlechtert..**P**[45]

STEIGEN verschlechtert ....**T**[35]

STILLEN, häufiges St. **verschlechtert**,
kann die Psora wecken...**P**[16]

STUHLGANG, nach dem St. **schlechter** ....**P**[16] o **T**[45]

URINIEREN, nach dem U. **besser** ....**P**[45] o **T**[45]

WÄRME
Luft, warme L. verschlechtert..**P**[16]
Ofenwärme verschlechtert...**T**[45]

Wetter, feuchtwarmes W. verschlechtert .... **2P**[16] o **2S**[35]
Zimmer, warmes Z. verschlechtert .... **P**[16] o **T**[35]

WEIN verschlechtert .... **S**[45]

WEINEN bessert .... **P**[35]

WETTER
Barometerstände, bei tiefen B. schlechter .... <**P**[16]
feuchtes Wetter verschlechtert .... <**P**[16]
Sturm, Gewitter, beim Herannahen von............ **2P**[16] o **2S**[35]
trockenes W. verschlechtert... **1P**[16]
Wetterwechsel verschlechtert...................... **P**[16] o **S**[35] o **L**[45]
von kalt zu warm schlechter .... **P**[16]
Wind macht Beschwerden
Nord- und Nordostwind macht Beschwerden .... <**P**[16]

WETTERPROPHETEN .... **P**[16] o **S**[35]

WINTER, im W. **schlechter** .... <**P**[16]

ZAHNUNG der Kinder, Krankheiten während .... **T**[35] o **L**[45]

NACHTRÄGE

FROST (Kälte, Frieren)

FRÖSTELN

Häufig frösteln Patienten ständig,
wenn sie an irgendeiner Krankheit oder
an leichten Beschwerden leiden..**P**[35]

Kopfschmerz, während..**P**[45]

SCHÜTTELFROST abends...**P**[16]

FROST (Kälte, Frieren) Orte

EINSEITIG ....**P**[16]

EINZELNE Körperteile ....**P**[16]

INNERLICH ....**P**[16]

FROST (Kälte, Frieren) Zeit

ABENDS mit blauen Nägel...**P**[16]

FROST (Kälte, Frieren) Modalitäten

ANGST, verursacht durch..**P**[35]

NACHTRÄGE

FIEBER

Sykose:
Im 2. Stadium der Sykose erlebt man mildes bis hin zu sehr malignem Fieber. (45)

Psora:
Fiebernde Kinder haben ein charakteristisches Verlangen, sich niederzulegen, Ruhe zu haben und in Ruhe gelassen zu werden. (45)

FRÖSTELN, abends mit blauen Nägeln .... **P**[16]

INTERMITTIERENDES Fieber .... **P**[16]

chronisch .... **P**[16]

chronisch und mit Exanthemen

alternierend .... **P**[16]

MALARIA .... **P**[35] o 2**T**[35]

STADIEN

Frost gefolgt von Hitze .... **P**[16]

FIEBER, Modalitäten

KOPFSCHMERZEN, bei .... **L**[35] o **T**[35]

MENSES, während .... **T**[35]

NACHTRÄGE

SCHWEISS

Sykose:

Das Kind riecht sauer. (35)

Syphilis oder Tuberkulinie:

Das Kind riecht stark stinkend, sauer, ölig. (**T**[35] o <**L**[35])

Tuberkulinie:

Krankheiten der Exkretion und Sekretion wie vermehrte Schweißbildung oder übelriechende Schweißabsonderung. (3**T**[35])

SCHWEISS, Eigenschaften

GERUCH

- **sauer** ... **P**[16] o **S**[35] o <**L**[35] o **T**[35]
- **widerlich** ... **T**[35]

REICHLICH

- **morgens** ... **P**[16]
  - im Bett ... **P**[16]
  - Erwachen, nach dem ... **P**[16]

SCHWEISS, Orte

EINSEITIG ... **P**[16]

EINZELNE Körperteile ... **P**[16]

SCHWEISS, Zeit

MORGENS .... **P**[16]
  Bett, im .... <>**P**[16]
  Erwachen, nach dem .... **P**[16]

SCHWEISS, Modalitäten

ANFALLSWEISE .... **P**[16]

ANGST, bei .... **P**[35]

ANSTRENGUNG, bei leichter A. schlechter .... <>**P**[16]

BEWEGUNG, bei B. schlechter .... <>**P**[16]

ESSEN, beim E. schlechter .... **P**[16,35]
  nach E. schlechter .... **P**[16,35]

SITZEN, im .... **P**[16]

SYMPTOME während Schweiß
  gebessert .... **P**[35,45] o **T**[35]
  verschlechtert .... **L**[35]

NACHTRÄGE

NACHTRÄGE

GESICHT

Syphilis:

Säuglinge sehen alt und runzelig aus, eingeschrumpft und vertrocknet und sind voller Falten wie ein alter Mann. Das Gesicht hat eine graue, aschfahle Farbe. (35)

Tuberkulinie:

Für das Gesicht findet man mehrere Beschreibungen. Es ist entweder rund, mit heller, weicher und reiner, wachsartig glatter Haut, klaren, strahlenden Augen, weichen, langen und seidigen Wimpern und dünnen Lippen oder das Gesicht bzw. der Kopf hat die Form einer Pyramide mit dem Kinn als Spitze. (35)
Ungewöhnlich leuchtende, häufig funkelnde Augen, eine wohlgeformte Nase mit schmalen Nasenflügeln und engen Nasenöffnungen, die ihn bei der geringsten Verstopfung zwingen, durch den Mund zu atmen. Selbst in den letzten Stadien der Erkrankung ist das Gesicht noch ziemlich wohlaussehend. (35)

Tuberkulinie oder Syphilis (**T**[35] o <**L**[35]):

Man findet kräftige Backenknochen und dicke Lippen, fast wie bei einem Neger.

<**T**[35] o <**L**[35]: Die Gesichtshaut ist rauh oder derb, blaß, kalt und schwitzend. Die Augenlider sind rot, entzündet, schuppig und verkrustet, die Wimpern unregelmäßig, struppig, unvollkommen, gebrochen oder gewölbt. Man findet eine rauhe, häufig hohlklingende, tiefe Stimme.

ABSZESS .... **L**[35,45] o **T**[35,45]

AUSDRUCK

alt aussehend beim Säugling .... **L**[35]

kränklich

Menses, nach .... **T**[35]

BARTWUCHS spärlich und spät auftretend .... **L**[73]

BLUTANDRANG .... **P**[16,35,45] o **L**[35] o **T**[35]

Kopfschmerzen, bei .... **L**[35] o **T**[35]

Schwindel, mit .... **P**[35]

EMPFINDUNGEN

Jucken

Lippen .... **P**[35]

Zusammenziehen .... **P**[16]

FARBE

aschenfarbig bei Kindern .... **L**[45]

blaß .... <>**P**[16], **P**[35] o **SII**[45] o **T**[35,45]

morgens .... **T**[35,45]

Aufstehen, nach .... **T**[35]

Aufstehen, beim .... **T**[35]

Essen, nach .... **T**[35]

Hitzestadium im Fieber, während .... **T**[35]

Menses

nach .... **T**[35]

während .... **T**[35]

Schlaf, im ersten Sch. mit blauen

Rändern um die Augen .... **P**[16]

Lippen .... **P**[16]

bläulich .... **S**[35,45] o L[73]

Augen, Ringe um die .... **P**[35] o T[35]

Lippen .... **P**[45]

bronzefarben .... **L**[35,45]

chlorotisch .... **T**[45]

cyanotisch .... **S**[35,45] o **L**[73]

dunkel

dunkle Augenringe nach Menses .... **T**[35]

erdfarben .... **P**[16] o **L**[73]

fettiges Aussehen .... **L**[35]

gelb .... **P**[16,35] o **S**[35] o **T**[35]

Augen, um die .... **P**[16]

Hals, am .... **P**[16]

Mund, um den .... **P**[16]

gelblich-blaß .... **P**[16,35] o **S**[35]

grau .... **P**[35] o 2**L**[35,73], **L**[45] o **T**[35]

fettiges-graues Aussehen .... **L**[45]

Säugling beim, grau .... **L**[35]

kupferfarben .... **L**[35,45]

Flecke .... **L**[16,35,45]

rot

Erysipel, durch - in einigen Fällen

mit vielem Fieber, auch wohl mit brennend-juckend stechenden Wasserblasen im Gesichte, die zu Schorfen werden (Blatterrose) ... **P**[16]

Fieber, während ... **P**[35]

mit rot-heiß-glänzendem Gesicht ... **P**[35,45]

Flecke ... **T**[35,45]

Hitze, mit ... **P**[16]

umschriebene, hektische Röte ... **T**[45], 3**T**[35]

nachmittags oder abends ... 3**T**[35]

Lippen ... 2**P**[35], **P**[45] o 1**T**[35]

rußig

Lippen ... **P**[35]

schmutzig aussehend ... **P**[35,45]

Sommersprossen ... **T**[35,45]

GESCHWÜRE ... **P**[16] o **L**[35,45]

Mundwinkel ... **L**[35]

HAARE, **Ausfallen** der Barthaare

durch Hautausschläge ... **S+L**[35]

struppige, tote, brechende Barthaare ... **S**[35]

Tinea barbae ... **S**[35]

HAUT

fettig ... **L**[35]

Muttermale ... **S**[35,45] o **S+L**[35] o **L**[45]

Papillome .... **S**[35,45] o **S+L**[35] o **L**[45]

trocken .... **P**[35,45]

Wangen, trocken auf den .... <**P**[16]

Warzen .... **S**[35]

HAUTAUSSCHLÄGE im Gesicht, allgemein .... **P**[16]

HAUTAUSSCHLÄGE im Gesicht, Orte

Kinn

Barthaare .... **P**[16]

Mund, um den .... **P**[45]

HAUTAUSSCHLÄGE im Gesicht, Art und Empfindungen

Akne .... **P**[35] o **S**[35] o **T**[35]

Sykotische Akne: Große, rötliche, entzündliche Läsionen mit stumpfer Spitze, schmerzhaft, ohne Eiter, häufig bei Mädchen zur Zeit der Menses. Einzelne isolierte Eruptionen, nicht in Gruppen wie bei psorischer oder tuberkulöser Akne. (35)

Indurata, Akne .... **T**[45]

Menses, vor .... **S**[35]

während .... **S**[35]

Rosaceae, Akne .... 2**T**[35]

Vulgaris, Akne .... **P**[35]

Bläschen .... $\mathbf{P}^{35,45}$ o $\mathbf{T}^{45}$

eiternd .... $<\mathbf{P}^{16}$ o $\mathbf{T}^{35}$

juckend .... $\mathbf{P}^{35}$

Oberlippe, an der .... $\mathbf{P}^{16}$

Mund, um den .... $\mathbf{P}^{35}$

Oberlippe, juckende Bläschen an der .... $\mathbf{P}^{16}$

Blasen, schmerzhafte B. auf Septum

(Nase) .... $\mathbf{P}^{35,45}$

Ekzem .... $\mathbf{P}^{35}$ o $\mathbf{L+S}^{35}$ o $\mathbf{T}^{35}$

abblätterndes E. .... $\mathbf{P+3S+L}^{35}$ o $\mathbf{S}^{45}$

erythematoses E. .... $\mathbf{S+L}^{35}$

Fissum, Ekzema .... $\mathbf{T}^{35}$

papulöses Ekzem .... $\mathbf{P}^{35}$

pustulöses Ekzem .... $\mathbf{T}^{35}$

Erysipel .... $\mathbf{P}^{16}$ o $\mathbf{P+S}^{35}$ o $\mathbf{S+L}^{35}$

Fissuren .... $\mathbf{T}^{45}$

Medianlinie der Lippen, in der .... $\mathbf{L}^{35}$

Furunkel .... $\mathbf{P}^{35,45}$ o $\mathbf{T}^{35,45}$

Nase, Nasenscheidenwand schmerzhaft .... $\mathbf{P}^{35,45}$

Herpes .... $\mathbf{T}^{35}$

Circinatus, H. ringförmig .... $\mathbf{S+T}^{35}$

Impetigo simplex .... $\mathbf{2T}^{35}$, $\mathbf{T}^{45}$

Contagiosa I. .... $\mathbf{S+L}^{35}$

juckend

Barthaare .... $\mathbf{P}^{16}$

Krusten, Borken, mit .... $\mathbf{P}^{35}$ o $\mathbf{S}^{35}$ o $\mathbf{L}^{35}$

Oberlippe .... **P**[16]

Nase, unter der .... **P**[16]

kupferfarben .... **L**[35,45]

Papeln

hirsekorngroße P. auf Wangen, Kinn und Nase .... **T**[35]

Pickel, Blütchen .... **P**[16,35,45] o **L**[16]

jucken nicht - auf bläulich-rötlichem Grund, vorwiegend im Gesicht .... **L**[16]

juckend .... **P**[16]

Oberlippe .... **P**[16]

schmerzhafte P. auf dem Septum (Nase) .... **P**[35]

Psoriasis der Augenbrauen .... **P+S**[35]

Pusteln .... **L**[45] o **T**[35,45]

eiternd .... **T**[35,45]

Spider naevi .... **S**e[35] o **S**erw[35]

Tinea barbae .... **S**[35,45]

Urticaria .... 3**T**[35], **T**[45]

HITZE .... **P**[16] o **T**[35]

Angst, mit .... <**P**[16]

Bewegung, bei geringer .... **P**[16]

Hitzewellen .... <>**P**[16] o **T**[35]

T35 bezieht sich nicht auf klimaterische Hitzewellen.

Klimatkerium, im .... 3**P**[35], **P**[45]

kalt auf einer Seite, heiß auf d.anderen .... **T**[35]

Füßen, mit kalten .... **P**[16]

Händen, mit kalten .... **P**[16]

Händen und Füßen, mit kalten .... **P**[16]

Ruhe, in der .... **P**[16]

Schweißausbrüchen, mit oder ohne .... **P**[16]

Sprechen, beim .... **P**[16]

KIEFER-GAUMENSPALTE .... **L**[35]

KNOCHEN

Exostosen .... **L**[73]

Unterkiefer .... **L**[73]

LIPPEN

aufgesprungen .... **P**[16,35,45]

Blasen am Inneren der Lippen, oft
sehr schmerzhaft, kommend und
vergehend .... **P**[16]

Geschwürchen am Inneren der L.
oft sehr schmerzhaft, kommend und vergehend .... **P**[16]

Hasenscharte .... **L**[73]

Hair lip .... **L**[35]

Risse, tiefe R. in den Lippen .... 2**L**[35] o 1**T**[35] o **T**[45]

Mundwinkel .... **L**[35]

Oberlippe .... **L**[35] o **T**[35,45]

Unterlippe .... <**P**[16] o **L**[35] o **T**[35,45]

schälen sich .... **P**[16]

schorfig .... **P**[16]
trocken .... **P**[16,35,45]

MUTTERMALE .... **S**[45] o **L**[45]

SCHWEISS .... **L**[45] o 2**T**[45]
Husten, beim, Schweiß bessert den Husten .... **P**[16]
reichlich .... **T**[45]
Seite, auf einer .... **P**[16]

SCHWELLUNG .... **T**[35]
morgens .... **T**[35]
schlafen, nach dem .... **T**[35]
aufgedunsen .... SII[45] o **T**[35,45]
morgens .... **T**[35]
Erwachen, beim .... **T**[35]
Augen, über den .... **T**[35]
um die Augen .... **T**[35]
unter den Augen .... **T**[35]
zwischen den Augen .... **T**[35]
Augenbrauen und Oberlidern .... **T**[35]
ödematös .... **P**[16] o **T**[35,45]
Lippen .... **P**[35,45]
Oberlippe .... **P**[35,45]
Unterlippe .... **P**[35,45]
Parotis .... **P**[16] o **S** (G.Risch)
Submaxillardrüsen .... **P**[16]

Eiterung, auch wohl in langwierige
E. übergehend .... **P**[16]

SPANNUNG

Kauen, beim, kann nicht essen... **P**[16]

TICS NERVEUX .... **L**[73] o **P**[16]

TUMOREN

Geschwulst

Lippen .... **P**[16]

Besonders der Oberlippe mit zuweilen
brennendem, beißendem Schmerz.................................. **P**[16]

Krebs .... **P**[16]

brennendem und stechendem Schmerz, mit .... **P**[16]

Lippen, Krebs der .... **P**[16]

brennendem u.stechendem Schmerz, mit .... **P**[16]

ZUCKEN .... **P**[16]

Kauen, beim, kann nicht essen... **P**[16]

Lippen .... **P**[16]

NACHTRÄGE

NACHTRÄGE

GESICHTSSCHMERZEN

Psora:

Trigeminusneuralgie mit Schwindel, gefolgt von vorübergehender Blindheit. (35)

Tuberkulinie:

Trigeminusneuralgie, die durch Behandlungen nicht leicht gebessert wird. (35,45)

GESICHTSSCHMERZEN, Allgemeines und Modalitäten

BERÜHRUNG verschlechtert .... **P**[16]

KAUEN, beim K. **schlechter** .... **P**[16]

REDEN verschlechtert .... **P**[16]

TICS douloureux .... **P**[16] o **L**[73]

GESICHTSSCHMERZEN, Empfindungen

BRENNENDER Schmerz .... **P**[16]

Kauen, beim .... **P**[16]

Sprechen, beim .... **P**[16]

Lippen .... **P**[35,45]

LANZINIERENDER Schmerz

Kauen, beim, kann nicht essen .... **P**[16]

STECHENDER Schmerz .... **P**[16]

Kauen, beim, kann nicht essen .... **P**[16]

Parotis .... **P**[16]

NACHTRÄGE

NACHTRÄGE

HAUT

ABLAGERUNGEN, gichtige ... S^{45}

BLUTUNGEN, Ecchymosen ... P^{16} o L^{45} o T^{45}

Purpura haemorrhagica ... L^{45} o T^{35}

CONDYLOME ... $S^{16,35}$ o $S+L^{35}$

EMPFINDUNGEN

Anästhesie ... P^{16}

Brennen ... P^{16}

Kratzen, nach ... $<P^{16}$, P^{35}

Jucken ... $<P^{16}$, $3P^{35,45}$ o T^{35}

Brennen, mit ... P^{16}

Kälte-Schmerz an einzelnen Teilen ... P^{16}

Prickeln ... P^{16}

Taubheit ... P^{16}

JUCKEN, Kein J. bei Hautausschlägen ... $L^{35,45}$

FARBE

blaß ... T^{35}

bläulich

Flecke ... P^{16} o L^{45} o T^{35}

braun, Leberflecke .... **P**^{16} o **S**^{35,45} o **L**^{45}

gelb, Gelbsucht .... **P**^{16} o **S**^{35}

Haut gelb, gelbe Flecke, gleicher Natur, um die Augen, den Mund, am Halse usw. ohne Empfindung. Nach Fahren im Wagen entsteht Hautgelbe am ehesten, wenn sie noch nicht ständig, sondern nur noch überhingehend ist .... **P**^{16}

Flecke .... **P**^{16}

kupferfarben (Flecke) .... **L**^{35}

schmutzig .... **P**^{35}

weiß

Flecke .... **T**^{35} + ? (aber **T**^{35} im Vordergrund)

FETTIG, ölig .... **S**^{35} o **T**^{35}

GANGRÄN

idiopathischer .... **L**^{35,45} o **T**^{35} Ausnahme: Wenn der Gangrän durch Arzneien verursacht wurde.

Flecken, gangränose .... **L**^{35} o **T**^{35} Ausnahme: Wenn der Gangrän durch Arzneien verursacht wurde.

trockener G. .... 2**L**^{35}, **L**^{45}

GÄNSEHAUT .... **T**[35]

GELBSUCHT .... **P**[16] o **S**[35]

GESCHWÜRE .... **L**[35,45] o **T**[35,45]

Die Sykose allein bildet niemals richtige Geschwüre, eher Gewebsüberwucherungen. (45)

Fisteln, mit .... **L**[35] o **T**[35]

Krampfadern .... **L**[45] o 2**T**[35]

Krebs der Haut (**T**[35] im Vordergund).... 3T+S[35] o **P+S+L**[45]

phagedänisch .... **L**[73]

HEILHAUT, schlechte .... 2S+2T[35] o 2T[35,45]

INSEKTENSTICHE .... 1**P**[35] o 3T[35]

LÄUSE .... **P**[35] o **T**[35]

LEBERFLECKE .... **P**[16] o **S**[35,45] o **L**[45]

MUTTERMALE .... **S**[45] o **L**[45]

fleckförmig .... **S**[45]

Haarbüscheln, mit .... 2L[35]

rote Muttermale .... SIII[35]

Naevi .... P+S+L[35] o SIII+T[35]

NARBEN

atrophisch .... **L^{35}** o **T^{35}**

brechen auf .... 2S+2T^{35} o **$2T^{35}$**

eingezogen .... **L^{35}** o **T^{35}**

Keloid .... **L^{35}** o **T^{35}**

schmerzhaft

Wetterwechsel, bei .... **P^{16}**

PAPILLOME .... **S^{45}** o **L^{45}**

RAUH .... <>**P^{16}**, **$P^{35,45}$**

SOMMERSPROSSEN .... **P^{16}** o **$T^{35,45}$**

SPIDER NAEVI .... $3SIII^{35}$

TROCKEN .... **$P^{16,35,45}$**

Unfähigkeit zu schwitzen .... <>**P^{16}**, **$3P^{35}$** o **$1T^{35}$**

Körperübungen, bei .... <>**P^{16}**

UNGESUND .... <>**P^{16}** o $2T^{35}$ o **$2T+2S^{35}$**

UNSAUBER .... **$P^{16,35,45}$**

UNTÄTIG, inaktiv .... <>**P^{16}** o $2T^{35}$ o **$2T+2S^{35}$**

VERDICKTE Haut, unnatürliche .... **S^{45}**

WARZEN .... **P**[16] o **S**[35,45]

Warzen besonders in der Jugend. Viele derselben stehen nur kurze Zeit und verschwinden, um einem anderen Psora-Sypmtom Platz zu machen. .... **P**[16]

brustwarzenähnliche Warzen .... SIII[35]

filiformis, verucca .... SerwIII[35] o **S+L**[35]

= fadenförmige Warzen = farblos oder bräunlich, klein, meist auf oder um den Geschlechtsorganen oder auf dem Thorax, oft in Gruppen eng zusammen.

Hahnenkammwarzen .... **S+L**[35]

Haufenwarzen, Kondylome, spitze warzenförmige Bildungen und Hahnenkammwarzen .... **S+L**[35]

plana juvenilis, verucca .... SerwIII[35]

vulgaris, verucca .... SeIII[35]

sie erscheinen bei oder um den Zeitpunkt der zweiten Zahnung.

WUCHERUNGEN

Balggeschwülste .... **P**[16]

Blumenkohlgewächs, Schwamm .... **S**[16], SIII[35] o **S+L**[35]

Feigwarzen .... **S**[16], SIII[35] o **S+L**[35]

blutend .... **S**[16]

feucht .... **S**[16]

übelriechend .... **S**[16]

hahnenkammförmig .... **S**[16] o **S+L**[35]

Hämangiom .... **P**[16] o **SIII**[35] o **S+L**[35] o **L**[35]

NACHTRÄGE

NACHTRÄGE

HAUTAUSSCHLÄGE

Alle Hautausschläge sind entweder sekundäre oder tertiäre Äußerungen miasmatischer Einwirkung. (35)

Psora:
In der Regel sind psorische Hautausschläge fleischfarben, es sei denn, es besteht ein entzündlicher Vorgang. (35)

Sykose:
Maligne Hauterscheinungen sind umso schwerer zu bändigen, je stärker der sykotische Anteil ist. (45)

Syphilis:
Syphilitische Hautausschläge jucken nicht und sind weniger schmerzhaft. Man findet sie um die Gelenke herum und an den Beugeseiten des Körpers oder in kreisförmigen Gruppen, Ringen oder Kreissegmenten angeordnet. Syphilitische Hautausschläge sind kupferfarbig oder haben eine Farbe wie roher Schinken, bräunlich oder hochrot. (35)
Die syphilitische Diathese bildet Haut- und Schleimhauteruptionen. (73)

Tuberkulinie:
Alle Hauterkrankungen werden kompliziert und schwer heilbar, wenn die tuberkulöse Diathese vorliegt. (35)

HAUTAUSSCHLÄGE, Art

ABSONDERUNG, mit

Eiter .... **T**[35]

BLÄSCHEN .... **P**[35,45]

brennend nach Kratzen .... <**P**[16]

eiternd .... <**P**[16] o **T**[35]

juckend .... <**P**[16] o **P**[35]

BLASEN, große .... **P**[35] o **L**[35]

BLUTEND .... 1**P**[35]

DRÜSENBETEILIGUNG, mit

Bei Hautausschlägen mit Drüsenbeteiligung findet man immer die Beteiligung der Syphilis ODER der Tuberkulinie. (35)........ **L**[35,45] o **T**[35]

EITERND .... 1**P**[35] o **L**[45] o 3**T**[35], **T**[45]

EKZEM .... **P**[35] o **S**[45] o **S+L**[35] o **T**[35]

abblätterndes Ekzem .... **P+3S+L**[35] o **S**[45]

erythematöses Ekzem .... **S+L**[35]

Fissum, Ekzema .... **T**[35]

papulöses Ekzem .... **P**[35]

pustulöses Ekzem .... **T**[35]

ERYSIPEL .... **<>P**[16] o **P+S**[35,45] o **S+L**[35] o **P+S+L**[35]

phlegmonöses E. .... **S+L**[35]

Verletzung, nach einer .... **P**[16]

ERYSIPELARTIGE Manifestationen .... **P+S**[45]

FARBE

bräunlich .... **L**[35]

fleischfarbig .... **P**[35] es sei denn, es besteht ein Entzündungsvorgang

hochrot .... **L**[35]

kupferfarben .... **L**[16], 2**L**[35]

Flecke .... **L**[16], 2**L**[35]

roher Schinken, wie .... **L**[35]

EXANTHEMISCHE Erkrankungen .... **P**[35] o **T**[35,45]

FURUNKEL .... **<>P**[16], **P**[45] o **T**[35,45]

Eiter

nicht eiternd, klein, empfindlich, schmerzhaft .... **P**[35,45]

reichlich eiternd .... **T**[35,45]

HERPES .... T^{35} o $S+T^{35}$

circinatus (kreisförmig) .... $S+T^{35}$

ringförmig .... $S+T^{35}$

zoster, zona .... $S+T^{35}$ o $S+L^{35}$

Basis für Herpes zoster .... S^{45}

ICHTHYOSIS .... $P+S+L^{35}$

IMPETIGO SIMPLEX .... $2T^{35}$, T^{45}

Impetigo contagiosa .... $S+L^{35}$

KNÖTCHEN, kleine mit starkem Juckreiz .... P^{35}

KRUSTEN, mit .... P^{35} o S^{35} o L^{35}

ausbreitend, sich .... P^{35}

dick, schwer .... $L^{35,45}$

dünn, leicht .... P^{35}

Flecke, große .... S^{35} o $L^{35,45}$

leicht, dünn .... P^{35}

schwer, dick .... $L^{35,45}$

umschriebenen Stellen, an .... S^{35} o $L^{35,45}$

LEPRA .... T^{35} + ?

LICHEN .... $S+T^{35}$

LUPUS .... $P+S+L^{35,45}$

Erythematodes L. .... **P+S+L**[35]
Vulgaris L. .... **P+S+L**[35]

MASERN .... **P**[35] o **T**[35] o **T** (G.Risch)

PEMPHIGUS .... **L**[73]

PETECHIEN .... **L**[45] o **T**[35]

PICKEL, Blütchen.. **P**[16]
juckend .... **P**[16]

POCKEN .... **P+S**[35] o **S+L**[35]

PSORIASIS .... **P+S**[35] o 3**P**+3**S**+1**L**[45]
Häufigste charakteristische Kombination.......................... 3**P**+3**S**[45]

PUSTELN .... **P**[16] o **L**[45] o **T**[35,45]
eiternd .... **L**[45] o **T**[35,45]
juckend .... **P**[16]

RÖTELN .... **S**[35] + ?

SCABIES .... **P**[35] o **T**[35]

SCHARLACH .... **L** (G.Risch)

SCHUPPEN .... **P**[16,35,45] o **S**[35] o **L**[35]

ausbreitend, sich .... **P**[35]

dick, schwer .... **L**[35]

fein, klein, leicht .... **P**[35]

fleckförmig angeordnet .... **S**[35] o **L**[35]

Ichthyosis .... **P+S+L**[35,45]

kleieartig .... **P**[16,45]

klein, fein, leicht .... **P**[35]

umschriebenen Stellen, an .... **S**[35] o **L**[35]

TINEA - ARTEN .... **S+T**[35]

Circinata T. .... **S+T**[35] (Information v. J.C.Burnett)

Favosa T. .... 1**S+T**[35]

TROCKEN .... 3**P**[35]

URTICARIA, Nesselsucht .... **P**[16] o 3**T**[35], **T**[45]

Schwere Fälle von Urticaria, besonders
bei Frauen und Kindern .... 3**T**[35]

VITILIGO .... **T**[35] im Vordergrund + ?

WINDPOCKEN .... **P**+S[35] o **S**[35] o **S+L**[35] o **S** (G.Risch)

HAUTAUSSCHLÄGE, Empfindungen

BRENNEND

Kratzen verschlechtert .... **P**[16]

JUCKEND .... **P**[16,35,45] o **P+S**[35] o **S**[35]

schwerste Fälle von Juckreiz .... **P+S**[35]

Flecke .... **P**[35]

JUCKEND, Nicht .... **L**[16,35,45]

SCHMERZLOS .... **L**[35]

HAUTAUSSCHLÄGE, Modalitäten

KÄLTE, kalte Luft, durch k.L. **schlechter** .... **T**[35]

bessert, kalte Luft .... **L**[35]

WASCHEN verschlechtert .... **P**[35] o **T**[35]

NACHTRÄGE

BRUST

Psora:
Der Patient leidet bei Herzbeschwerden mehr oder weniger unter Angst, bei echten Herzkrankheiten mehr oder weniger unter Furcht. (35)

Sykose oder Syphilis:
Menschen mit dieser Diathese können jahrelang Herzbeschwerden haben, ohne daß sie sich besonders davon beeinträchtigt fühlen. Sie sterben dann plötzlich und ohne Vorwarnung. (35,45)

Tuberkulinie:

Herz:
Der Patient kann, wenn er an Herzbeschwerden leidet, keine Berge besteigen. Er nimmt ständig an Gewicht ab.
Seine Herzbeschwerden erscheinen mit Blässe, Schwäche, Ohnmacht, Ohrensausen oder vorübergehendem Sehverlust. Sie bessern sich beim Hinlegen und sind schlechter, wenn er sitzt oder aufbleibt. (35)

Brust:
Der Patient hat runde, nach vorn abfallende Schultern, die Atmung ist eingeschränkt, funktioniert schlecht.
Eine Lunge kann größer sein als die andere oder es besteht eine ungleichmäßige Tätigkeit, z.B. eine Lunge kann beschleunigt arbeiten, die andere arbeitet verringert. Eine Seite kann besser oder weniger ausgebildet sein, als die andere. (35)

Form der Brust:

- unvollkommene Wölbung
- schmal, seitliche Breite und Tiefe von vorn nach hinten fehlt
- Schlüsselbeingruben vertieft
- eingesunkene oder eingedrückte Gebiete (35)

Syphilis: Trichterform des Sternums, bestehend in einer beträchtlichen Flächenkrümmung dieses Knochens, dessen unteres Segment ganz im Thorax eingeschlossen ist. (73)

Lungen: In seinem Buch "Syphilis und Tuberkulose" sagt Dr. Sergent: "Eine im frühen Kindesalter auftretende Lungenkaverne ist nach Hutinel ein Zeichen hereditärer Syphilis. Diese ganz merkwürdige Erscheinung ist von großem Interesse, da bekanntermaßen in diesem Alter Kavernen äußerst selten auftreten.
Ich behaupte sogar, daß Skrofulo-Tuberkulose in der Mehrzahl der Fälle auf Syphilis zurückzuführen ist". (73)

ANGST

- **Herzgegend**, wird in der H. empfunden … P[35], <P[45]
  - morgens … P[35]
- **Magenerkrankungen**, bei … <P[45]

BEHAARUNG in der Achselhöhle

- **spät oder spärlich** auftretend … L[73]

BEKLEMMUNG

- **morgens**
  - Erwachen, beim … P[35]
- **nachts** … L[35]
- **Wetterwechsel**, bei … S[35]
- **Herz**
  - morgens … P[35]

BLUTWALLUNGEN … P[16] o T[35]

- **Jugendlichen**, bei … T[35]
- **Kopfschmerzen**, bei … L[35] o T[35]

EMPFINDUNGEN

- **Erschöpfung** in der Herzgegend … P[35,45]
- **Flattern** in der Herzgegend … S[35]
- **Hämmernd** in der Herzgegend … P[45]
- **Herzgegend**, in der
  - Erschöpfung, Schwäche … P[35,45]
  - Flattern … S[35]

Hämmern .... **P**[45]

Schläge, Schocks, wie .... **P**[35] o **S**[35] bei beiden Miasmen reflektorisch

Schwäche .... **P**[35,45]

Schwere .... **P**[35]

Völle in der Herzgegend .... **P**[35,45]

Wehgefühl .... **P**[35]

Schwäche in der Herzgegend .... **P**[35,45]

Schwere in der Herzgegend .... **P**[35]

Völle

Essen, wenn sie e. will .... **P**[16]

Wehgefühl in der Herzgegend .... **P**[35]

ENTZÜNDUNG

Bronchien .... **S**[35] o **T**[35,45]

Rektalerkrankungen, abwechselnd mit .... **T**[45]

ständig Bronchitis, meist im Herbst oder Winter .... **S**[35]

Herz

Endocard .... **S**[35]

rheumatisch .... **S**[35]

Pericard .... **S**[35]

Lungen

Rektalerkrankungen, abwechselnd mit .... **T**[45]

sykotische Pneumonie .... **SII**[35]

FARBE

Flecke

Leberflecke .... **P**[16] o **S**[35,45] o **L**[45]

Sommersprossen .... **P**[16] o **T**[35,45]

HAUT

Drüsenschwellung in den Achselhöhlen .... **P**[16] o **T**[35] o **L**[35]

Fisteln in den Achselhöhlen .... **L**[35] o **T**[35]

Geschwüre .... **P**[16] o **L**[35] o **T**[35]

Drüsenschwellungen in den Achselhöhlen gehen zuweilen nach stechenden Schmerzen in eine Art langwieriger Verschwärung über, statt Eiter sondern sie farblosen Schleim ab. .... **P**[16]

Schweißdrüsenabszeß .... **L**[35] o **T**[35]

HAUTAUSSCHLÄGE

Erysipel der Mammae .... **P**[16] o **P+S**[35] o **S+L**[35]

Brüste, an einer der (besonders beim Stillen) .... **P**[16]

Furunkel .... **P**[35] o **T**[35]

Urticaria .... 3**T**[35]

Brustwarzen .... **P**[16]

feucht, juckend .... **P**[16]

schorfig .... **P**[16]

HERZ

Das **sykopsorische** Element vorherrscht, besonders bei Herz- und Klappenveränderungen........ **P+S**[35]

Herzbeschwerden begleitend zu asthmatischen Beschwerden nach OP oder Unterdrückung von Hämorrhoiden. Herzerkrankungen im Wechsel mit Rektalerkrankungen. .... T[45]

Herzmanifestationen als Reflex rheumatischer Zustände bzw. deren Unterdrückung (z.B. häufiges Hämmern und Schlagen)........ S[45]

Angina pectoris........ **P**[16] o **S**[35] o **L**[35]

Dilatation........ **S**[35]

Gicht und Rheumatismus, Herzstörung bei........ **S**[35]

Hypertrophie .... **S**[35]

Mißbildungen des Herzens........ **L**[73]

organische Herzkrankheiten .... **P+S**[35]

HERZKLOPFEN........ P[35] o S[35] o T[35,45]

morgens........ **P**[35] o **T**[35]

Erwachen, beim........ **P**[35]

nachts........ **P**[16]

Aufrichten, beim .... **T**[35]

Angst, mit .... **P**[16,45], **2P**[35]

Ärger, durch .... **P**[35]

Begeisterung, nach .... **P**[35]
Erregung, nach .... **P**[35]
Essen, nach dem .... **P**[16,35]
Freude, nach .... **P**[35]
heftig, ungestüm .... **P**[35]
Klopfen im ganzen Körper, mit .... **P**[35] o **T**[35]
Kummer, durch .... **P**[35]
Liegen, im L. schlechter .... **P**[35]
Menses, vor .... **P**[16]
Schreck, nach .... **P**[35]
Verdauung, während der .... **P**[35]
Zorn, durch .... **P**[35]

HITZE .... **P**[35] o **T**[35]
Wallungen .... **P**[35,45] o **T**[35]

KNOCHEN
Exostosen der Rippen .... **L**[73]

KONGESTION, Blutandrang zur Brust .... **P**[35,45]

LUNGEN
Abszeß .... **L**[35] o **T**[35]
Lungenerkrankung im Wechsel mit ....
Rektalerkrankungen .... **T**[45]
Tuberkulose .... **P**[16] o **P+L**[35,45] = **T** [35,45]
cavernös bei Kindern .... **L**[73]

MAMMAE

Abmagerung .... **P**[16]

Abszeß .... **L**[35,45] o **T**[35]

Atrophie .... **P**[16]

Brustwarzen, der .... **P**[16]

Carcinom

.... **P**[16] o **P+S+L**[35] o **T** (J.H.Clarke, J.C.Burnett) o

.... **S** (J.H.Clarke, J.C.Burnett)

deformierte Warzen .... **L**[35,73]

Fisteln .... **L**[35] o **T**[35]

Geschwüre .... **L**[35] o **T**[35]

Hypertrophie .... **P**[16]

Brustwarzen eingefallenen, mit .... **P**[16]

Knoten in den Mammae

.... **P**[16] o **T** (J.H.Clarke, J.C.Burnett) o

.... **S** (J.H.Clarke, J.C.Burnett)

schlaff .... **P**[16]

Schwellung .... **P**[16]

Menses, vor .... **P**[35]

Narben .... **L**[35] o **T**[35]

späte Entwicklung der Brüste .... **L**[73]

Tumoren

.... **P**[16] o **T** (J.H.Clarke, J.C. Burnett) o

.... **S** (J.H.Clarke, J.C.Burnett)

Verhärtung .... **P**[16]

SCHWEISS

Achselhöhle .... **P**[16]

Knoblauch, riecht wie .... **P**[16]

rot .... **P**[16]

übelriechend .... **P**[16] o **S**[35] o **T**[35]

ZUSAMMENSCHNÜREN, Engegefühl, Spannung

Reifen oder Band, wie von einem

Herzgegend, in der .... **P**[35]

NACHTRÄGE

BRUSTSCHMERZEN

BRUSTSCHMERZEN, Orte

HERZ

abends .... P[35]

nachts .... P[35]

abwechselnd mit psychischen Symptomen .... P[35]

Angst, durch .... P[35]

Aufbleiben verschlechtert .... T[35]

Armbewegungen verschlechtert .... S[35]

Aufstoßen von Luft bessert .... P[35]

Bewegung bessert .... S[35]

verschlechtert .... P[35]

Einschlafen, beim .... P[35]

Enttäuschung, durch .... P[35]

Essen, sofort nach dem .... P[35]

Freude, durch übermäßige .... P[35]

Husten verschlechtert .... P[35]

Gehen bessert .... S[35]

verschlechtert .... P[35]

Lachen verschlechtert .... P[35]

Körperübungen, leichte K. bessern .... S[35]

Liegen bessert .... P[35] o T[35]

Rücken, auf dem R. liegen bessert .... P[35]

Ruhe bessert .... P[35] o T[35]

rheumatisch .... S[35]

Sitzen, im .... **T**[35]
Trinken verschlechtert .... **P**[35]
Verlust von Freunden, durch den .... **P**[35]
erstreckt sich zum linken Schulterblatt .... **S**[35]

MAMMAE
Menses, vor .... **P**[35]

SEITENSTICHE .... **P**[16]

BRUSTSCHMERZEN, Empfindungen

BERSTENDER Schmerz
Gehen, beim .... **P**[16]

BRENNENDER Schmerz .... **P**[16]

DRÜCKENDER Schmerz
Einatmen, beim
tiefes E. verschlechtert .... **P**[16]
Niesen, beim .... **P**[16]

SCHARFER Schmerz
Herz .... **P**[35]

SCHNEIDENDER Schmerz (plötzlicher scharfer)
Herz .... **P**[35]

STECHENDER Schmerz, intensiv stechend ....**P**[16]
Husten, beim ....**P**[16]
Herz ....**P**[35]

WUND und roh, Schmerz wie
Husten, bei...**P**[16]

WUNDER Schmerz, wie zerschlagen
Husten, durch ....**P**[16]

NACHTRÄGE

RÜCKEN

EMPFINDUNGEN

Steifheit

schmerzhaft .... **P**[16] o 2**S**[35]

Cervicalregion .... **P**[16]

Sacralregion .... **P**[16]

HAUT

Schwellung

Nackendrüsen .... **P**[16]

MODALITÄTEN

Verheben, leichtes .... <>**P**[16]

SCHWÄCHE

Cervicalregion .... **L**[35] o **T**[35]

SCHWEISS

reichlich, schwitzt leicht und .... **T**[45]

Cervicalregion .... **P**[16]

nachts .... **P**[16]

Schlaf, im Sch. schlechter .... **P**[16]

WIRBELSÄULE

Caries der Lumbalwirbel .... **L**[35]

Exostosen auf dem Kreuzbein .... **L**[35,73]

Rückgratverkrümmung .... **P**[16] o **L**[35]

Spina bifida .... **L**[73]

Verletzung des Rückgrats

Heben, durch .... **P**[16]

NACHTRÄGE

NACHTRÄGE

RÜCKENSCHMERZEN

RÜCKENSCHMERZEN, Allgemeines und Modalitäten

HEBEN, durch .... <>**P**[16]

MENSES, vor .... **T**[35]

RÜCKENSCHMERZEN, Orte

LUMBALREGION

Heben, beim .... **P**[16]

RÜCKENSCHMERZEN, Empfindungen

DRÜCKENDER Schmerz

Scapulae

zwischen den Schulterblättern .... **P**[16]

ZIEHENDER Schmerz .... <>**P**[16]

Cervicalregion .... <>**P**[16]

erstreckt sich zum

Kopf .... **P**[16]

Hinterkopf .... **P**[16]

nach oben .... **P**[16]

Dorsalregion .... **P**[16]

Lumbalregion .... **P**[16]

NACHTRÄGE

EXTREMITÄTEN

Tuberkulinie:
Lange Finger mit keulenförmigen, stumpfen Enden, d.h. die Enden verjüngen sich nicht. Die Länge der Finger ist auch unregelmäßig. Die Hände fühlen sich sehr feucht, klamm, stark schwitzend, häufig auch kalt, weich und schlaff an, ebenso die Füße. Obwohl die Hände und Füße sich sehr kalt anfühlen, als ob man z.B. Marmor berührt, sind sich die Menschen dessen häufig nicht bewußt. (35)

Syphilis:
Mißbildung der Tibia, die man als "Säbelbein" (tibia en lame de sabre) bezeichnet. Sie besteht in einer Hyperostose der Tibia mit nach vorne konvexer Krümmung und querer Abplattung. (73)

Weitere Zeichen der Syphilis:
Die angeborene Luxation des Hüftgelenks infolge mangelhafter Ausbildung der Pfanne. Der Klumpfuß. Rachitische Deformitäten der Extremitäten. Deformitäten infolge chronischen Rheumatismus (es gibt nämlich einen Rheumatismus deformans hereditär-syphilitischen Ursprungs). Partieller Riesenwuchs. Fehlen des Patellareflexes. Doppeltes kompliziertes os leporinum. Pes varo equinus (linksseitig). Krallenzehen, nach innen gebogene Beine, großes Knie, voluminös Articulation tibio-femoralis, Mißbildungen an den Fingern. (73)

Sonstige Informationen:
Erkrankungen wie Paralyse, ödematöse Schwellungen, Wassersucht und derartige sind der Sykose, Syphilis oder der Tuberkulinie zuzuordnen. Von der Psora allein können diese Erkrankungen nicht hervorgerufen werden. (35)

BEWEGUNGEN

konvulsivische .... **P**[16]

DUPUYTREN KONTRAKTUR .... S[16]

EXTRODAKTYLIE .... L[73]

EMPFINDUNGEN

kurz, Gefühl als ob die Gelenkbänder zu
kurz wären .... **P**[16]

Kribbeln .... **P**[16,35]

Prickeln .... **P**[35]

Schmerzhaftigkeit .... **S**[35]

Steifheit .... **P**[16] o 2**S**[35]

Gelenke .... **P**[16] o 2**S**[35]

ENTZÜNDUNG

Arthritis deformans .... **S**[45] o **L**[73]

Gelenkerkrankungen mit Ablagerung von
Kalksalzen wie bei A. deformans .... **S**[45]

Knochen .... **L**[35]

Gelenke .... **S**[35]

Synovitis idiopathische .... **T**[35]

Nägel

um die Nägel herum, pustulöse
Entzündungen .... **T**[35]

Nagelbett .... **L**[73], 3**L**III[35] o 2**T**[35]

Nagelwallentzündungen ..... **T**[35]

Panaritium ..... **<>P**[16] o **3T**[35] o **T**[45]

FARBE

Finger

Sommersprossen ..... **T**[35,45]

Nägel

weiße Flecke ..... **T**[35]

GICHT ..... 3S[35]

GICHTKNOTEN ..... 3S[35]

HAUT

Abszeß ..... **L**[35] o **T**[35]

aufgesprungene Hände ..... **<P**[16]

Frostbeulen ..... **<>P**[16] o **P+S+L**[35,45]

F. und F.-Schmerz außerhalb

der Winterkälte, auch im Sommer ..... **<>P**[16]

schmerzhaft ..... **P**[16]

Finger ..... **P**[16]

Zehen ..... **P**[16]

Geschwüre ..... **P**[16] o **L**[35] o **T**[35]

Nägel ..... **P**[16] o **L**[35] o **T**[35]

Finger

Nägel ..... **P**[16] o **L**[35] o **T**[35]

Beine ..... **P**[16] o **L**[35] o **T**[35]

bläulichem Hof, mit … **P**[16]

Krampfadergeschwüre … **L**[45] o **T**[35]

Unterschenkel … **P**[16] o **L**[35,73] o **T**[35]

Schenkelgeschwüre, besonders an und über den Fußknöcheln und an dem unteren Teil der Waden, mit kitzelnd fressendem Jucken um die Ränder und Beißen wie von Salz im Geschwürsgrund selbst, die Umgebungen von brauner und bläulicher Farbe und Aderkröpfen in der Nähe, welche bei Sturm und Regen reißend schmerzen, besonders nachts, oft mit Erysipel vergesellschaftet, nach Ärger oder Schreck oder mit Wadenkrampf. … **P**[16]

Knöchel … **P**[16] o **L**[35] o **T**[35]

Hühneraugen … <>**P**[16] o **T**[35,45]

schmerzhaft

ohne äußeren Druck der Schuhe … <**P**[16]

rissig

Hände … <**P**[16]

Trockenheit … <**P**[16]

Oberarme … <**P**[16]

Oberschenkel … <**P**[16]

Hände … **P**[35]

Handteller … **P**[35]

Füße … **P**[35]

Sohlen .... **P^{35}**

Tumoren ....

Naevus auf der Schulter .... **L^{73}**

Unterschenkel

Tibia, Knochensarkom .... **L^{73}**

HAUTAUSSCHLÄGE

Erysipel .... **P^{16}** o **$P+S^{35}$** o **$S+L^{35}$**

Furunkel .... **P^{35}** o **T^{35}**

Eiterung, mit reichlicher .... **T^{35}**

Gelenke

Gelenkbeugen, in den .... **P^{35}** o **L^{45}** o **T^{45}**

Arme

Furunkel .... **P^{35}** o **T^{35}**

Oberarm

Furunkel .... **P^{35}** o **T^{35}**

Ellenbeuge .... **P^{35}** o **L^{45}** o **T^{45}**

Unterarm

Furunkel .... **P^{35}** o **T^{35}**

Handgelenk

Furunkel .... **P^{35}** o **T^{35}**

Hand

Furunkel .... **P^{35}** o **T^{35}**

Pemphigusblasen .... **L^{73}**

Pusteln .... **T^{35}**

Finger

Furunkel .... **P^{35}** o **T^{35}**

Pusteln .... **T**[35]

Beine

Furunkel .... **P**[35] o **T**[35]

Pusteln .... **T**[35]

Gesäß

Furunkel .... **P**[35] o **T**[35]

Hüfte

Furunkel .... **P**[35] o **T**[35]

Oberschenkel

Furunkel .... **P**[35] o **T**[35]

Knie ....

Furunkel .... **P**[35] o **T**[35]

Kniekehle .... **P**[35] o **L**[45] o **T**[45]

Unterschenkel ....

Furunkel .... **P**[35] o **T**[35]

Wade

Furunkel .... **P**[35] o **T**[35]

Fuß

Furunkel .... **P**[35] o **T**[35]

Pemphigusblasen .... **L**[73]

HEMIMELIE .... **L**[73]

HITZE

heiße Hände und Füße bei Kopfschmerzen, muß sie in kaltem Wasser baden. .... **L**[35] o **T**[35]

Handteller ... <**P**[16], 3P[35] o 1**T**[35]

Fußsohle ... <**P**[16], 3P[35] o 1**T**[35]

KÄLTE, einzelner Teile ... **P**[35]

Kopfschmerzen, bei K. eisige Kälte ... **T**[35]

Hände ... <>**P**[16] o **T**[35]

heißem Gesicht, mit ... **P**[16]

Kopf ... **P**[16]

Fuß ... <>**P**[16] o **T**[35]

nachts ... **P**[16]

Bett, im ... **P**[16]

heißem Gesicht, mit ... **P**[16]

Kopf ... **P**[16]

Kopfschmerz, bei ... **P**[16]

KLUMPFUSS ... **L**[35] o **T**[35]

KNOCHEN

Auftreibung und Vereiterung des Röhrenknochens des Oberarms, des Oberschenkels, des Schienbeins, auch der Finger und Zehen (Winddorn) ... **P**[16]

Caries ... **L**[35]

Erweichung des Femur ... **P**[16] o **L**[35]

Knochen, der ... **P**[16] o **L**[35]

Tibia, der ... **P**[16] o **L**[35]

Exostosen ... L[16,35,73]
Unterarm ... L[35,73]
Finger ... L[35,73]
Kniescheibe ... L[35,73]
Tibia ... L[35,73]
Fehlen gewisser Knochen
(Wadenbein, Radius, Clavicula) ... L[73]
Fisteln ... L[35] o T[35]
Gehen lernen, **spät** ... L[73]
Gichtknoten ... 3S[35]
Hypertrophie der Tibia ... L[35]
Knacken der Gelenke ... <>**P**[16]
Knie ... **P**[16]
Schleimbeutelentzündung, idiopathische ... **T**[35]
Spina ventosa (Winddorn) ... **P**[16]
Verrenken, Verstauchen, Vergreifen,
leichtes
verschiedener Gelenke ... <>**P**[16] o **T**[35]

KRAMPF

Chorea ... **P**[16]
Kontraktion, langsame, der Beugemuskeln ... **P**[16]
Muskelkrämpfe, schmerzhaft ... **P**[16]
Arme ... <**P**[16]
Hand ... <**P**[16]
Oberschenkel ... **P**[35]
Unterschenkel ... **P**[35]

Wade .... <**P**^{16},**P**^{35}

Knöchel .... **P**^{35}

Fuß .... **P**^{35}

Fußrist .... **P**^{35}

Zehen .... **P**^{35}

Rucken

Schlaf, im

Kopfschmerzen, vor .... **P**^{16}

Zucken, fibrilläre Zuckungen .... <>**P**^{16}

Schlaf

beim Einschlafen .... <**P**^{16}

Hand .... **P**^{16}

Fuß .... **P**^{16}

LÄHMUNG

Lahmheit .... 3**S**^{35}

Lähmigkeit (lähmungsartige Schwäche) .... **P**^{16} o 3**S**^{35}

Muskellähmung

Hängehand .... **T**^{35}

Ungeschicklichkeit .... **T**^{35,45}

Hände

läßt Gegenstände fallen .... **T**^{35,45}

Beine .... **P**^{16} o **T**^{35,45}

stolpert beim Gehen .... **P**^{16} o **T**^{35,45}

MUSKELN

Schlaffheit der M. .... <**P**^{16} o **T**^{35}

NÄGEL

Ausfall, die Nägel fallen aus und
wachsen wieder .... **T**^{35}

ausgezackt an den vorderen Kanten .... **T**^{35}

brechen leicht .... **T**^{35}

dick .... **S**^{45}

dünn
wie Papier, biegen sich leicht .... **L**^{35,45} o **T**^{35}

eingewachsene Zehennägel .... **T**^{35}

entzündliche Veränderungen .... **L**^{35} o **T**^{35}

fleckig (weiße Flecken) .... **T**^{35,45}

gefurcht .... **S**^{35}

gerippt .... **S**^{35,45}

gesägt, wie g. an den vorderen Kanten .... **T**^{35}

gespalten .... **T**^{45}

löffelförmig .... **L**^{35,45} o **T**^{35}

Niednägel (rissige Nagelbetten) .... 3**T**^{35}, **T**^{45}

Panaritium .... **T**^{35,45}

Risse in der Haut an den Nägeln .... **T**^{45}

splittern leicht .... **T**^{35,45}

spröde Fingernägel .... **T**^{35}

Querrillen auf den Nägeln .... **S**^{35}

uneben gefurchte, blasse Matrix .... **T**^{35}

Wülsten, mit .... S[45]

Wölbung, flach und unvollkommene W.

Zehennägel .... T[35]

PEROMELIE .... L[73]

SCHWÄCHE

einfache Schwäche

idiopathische Schwäche und Kraftlosigkeit der Sehnen um die Gelenke:

Knöchelverstauchungen,

Handgelenksbeschwerden,

muskuläre Insuffizienz .... T[35]

Handgelenk .... T[35,45]

lähmungsartig .... T[35]

Schreiben, beim .... T[35]

Knöchel .... T[35,45]

Kinder, beim Gehen lernen .... T[35]

Schweregefühl, Müdigkeit

Kopfschmerzen, bei .... P[16]

Arme .... P[16]

Beine .... P[16]

Gehen, beim G. im Freien .... P[16]

SCHWEISS

Hand .... P[16] o T[35]

Husten, beim H. erleichtert .... P[16]

Handteller ... <>**P**[16] o **T**[35]

kalt ... **T**[35]

Oberschenkel

übelriechend ... **S**[35]

zwischen den Oberschenkeln

übelriechend ... **S**[35]

Fuß ... **P**[16] o **T**[35]

kalt ... **T**[35]

übelriechend ... <>**P**[16] o **T**[35]

wundmachend ... **P**[16] o **T**[35]

Fußsohle ... <>**P**[16] o **T**[35]

macht die Sohle wund ... **P**[16] o **T**[35]

übelriechend ... <>**P**[16] o **T**[35]

Ferse ... **P**[16]

Zehen ... **P**[16] o **T**[35]

zwischen den Zehen ... **P**[16] o **T**[35]

übelriechend ... **P**[16] o **T**[35]

wundmachend ... **P**[16] o **T**[35]

SCHWELLUNG

Drüsenschwellung in den Gelenkbeugen ... **P**[16]

Gelenke ... **P**[16] o **S**[35]

Die Gelenke verdicken sich, bleiben hart geschwollen und schmerzen beim Biegen ... **P**[16]

weiß ... 2**T**[35]

Handgelenk

Klavier, Schreibmaschine, nach .... **T**[35]

Schleimbeutelschwellung, plötzliche .... **T**[35]

Hand, ödematös .... **P**[16]

Finger

Gelenke .... **P**[35] o **S**[35]

gichtig .... **S**[35]

Fuß, ödematös .... **P**[16]

SYNDAKTYLIE .... **L**[73]

TAUBHEIT, Ameisenlaufen .... **P**[16,35]

Hand .... **P**[16]

Finger .... **P**[16]

Fuß .... **P**[16]

prickeln, wie eingeschlafen .... **P**[16,35]

Arme .... <>**P**[16], **P**[35]

Seite, auf der man liegt .... **P**[35]

Hand .... <>**P**[16], **P**[35]

Seite, auf der man liegt .... **P**[35]

Finger .... **P**[35]

Fingerspitzen .... **P**[16,35]

Beine .... <>**P**[16], **P**[35]

Kreuzen der Beine, beim .... **P**[35]

Unterschenkel

mit gekreuzten Beinen .... **P**[35]

Fuß .... <>**P**[16], **P**[35]

Zehen .... **P**[35]

VARICEN, Geschwüre .... **L**[45] o **T**[35]

Wenn Varicengeschwüre bei der kleinsten Verletzung auftreten, dann liegt eine alte, ererbte Syphilis vor, die weitgehend zur Tuberkulinie geworden ist. (**T**[35])

Krampfadern .... <>**P**[16] o 2**T**[35]

Armen, an den A. besonders bei Männern .... **P**[16]

Beine .... <>**P**[16]

schmerzhaft, schlechter durch Wärme .... **P**[16]

Schwangerschaft, in der .... **P**[16]

Oberschenkel ....

Schwangerschaft, in der .... **P**[16]

Unterschenkel

geschwürig .... **L**[45] o 2**T**[35]

juckend .... **P**[16]

schmerzhaft .... **P**[16]

Schwangerschaft, in der .... **P**[16]

VERDICKUNG und Versteifung der Gelenke .... **P**[16]

ZITTERN .... **P**[16]

etwas getan werden soll, wenn .... **P**[16]

Der Patient ist dabei schwach und muß sich hinlegen. (16)

NACHTRÄGE

NACHTRÄGE

GLIEDERSCHMERZEN

GLIEDERSCHMERZEN, Modalitäten

NACHTS .... **L**[35]

BAROMETER, bei fallendem .... **S**[35]

BEWEGUNG verschlechtert .... **P**[16], **2P**[35] o **T**[35]
bessert .... **S**[35]
Beginn der Bewegung schlechter, im .... **S**[35]
Bücken verschlechtert .... **S**[35]
Beugen verschlechtert .... **S**[35]

DUNSTIGES, feuchtes Wetter verschlechtert .... **S**[35]

GEWITTER verschlechtert .... **S**[35]

KÄLTE
kaltes, feuchtes Wetter verschlechtert .... **L**[35] o **S**[35]

NASSEM Wetter, bei .... **S**[35] o **L**[35]

NEURALGISCH .... **P**[35] o **T**[35]

REIBEN bessert .... **S**[35]

RHEUMATISMUS

.... **P**[16] o **S+T**[35] o gemischtes Miasma o **L**[73] o **S**[35]

Feuchtigkeit verschlechtert .... **S**[35]

kaltem Wetter, bei .... **S**[35]

Nässe verschlechtert .... **S**[35]

Regen verschlechtert .... **S**[35]

Schnee verschlechtert .... **S**[35]

Wetterwechsel verschlechtert .... **S**[35]

RUHE bessert .... **P**[35] o **T**[35]

verschlechtert .... **S**[35]

STRECKEN bessert .... **S**[35,45]

WÄRME bessert .... 2 o **T**[35] o **S**[35] gelegentlich

WETTER, trockenes, klares W. **bessert** .... **S**[35]

WETTERWECHSEL, bei

warm zu kalt, von, schlechter .... **S**[35] o **L**[35]

GLIEDERSCHMERZEN, Orte

P[35] o **T**[35]: Neuralgische Schmerzen, Ruhe und Wärme bessern.

GELENKE .... **P**[16] o **S**[35]

kleinen Gelenken, in den .... **S**[35,45]

Schmerzen der kleinen Gelenke mit Infiltrationen und Ablagerungen.

Ablagerung gichtiger Konkremente. .... **S**[45]

gichtig .... **P**[16] o 3SIII[35]

Klimakterium, im - häufig zuerst in den Gelenken der Hand, meist ist der Zeigefinger zuerst angegriffen...................................... **SIII**[35]

rheumatisch

.... **P**[16] o **S+T**[35] o gemischtes Miasma o **L**[73] o **S**[35]

Gonorrhoe, nach unterdrückter...................................... SII[35]

KNOCHEN .... **P**[16] o **L**[35,45]

allmählicher Beginn, Steigerung bis nach Mitternacht .... **L**[35]

nachts.. **L**[16,35]

Röhrenknochen, besonders .... **L**[35]

Mitte der langen Röhrenknochen.................................... **L**[16,35,45]

MUSKELN, in den M. **wandernde rheumatische** Schmerzen.. **P**[16] o **S**[35]

PERIOST, im.. **P**[16] o **L**[35]

allmählicher Beginn, Steigerung bis nach Mitternacht.. **L**[35]

SCHULTER

erstreckt sich zum Herzen.. **S**[35]

HAND, gichtig .... **S**[35]

FINGER .... **P**[16] o **S**[35]
Gelenke .... **P**[16] o **S**[35]
gichtig .... **S**[35]

BEINE
gichtig .... **S**[35]
Ischias .... **T**[45]

HÜFTE, gichtig .... **S**[35]

KNIE, gichtig .... **S**[35]

UNTERSCHENKEL
gichtig .... **S**[35]
Wachstumsschmerz der Kindern, vor allem, wenn der Schmerz nachts, durch Sturm oder Wetterwechsel schlechter wird. .... **L**[45]

KNÖCHEL, gichtig .... **S**[35]

FUSS, gichtig .... **S**[35]

ZEHEN, gichtig .... **S**[35]

GLIEDERSCHMERZEN, Empfindungen

BOHRENDER Schmerz

Knochen .... **L**[35]

Arme

Knochen .... **L**[35]

Oberarm

Knochen .... **L**[35]

Unterarm

Knochen .... **L**[35]

Beine

Knochen .... **L**[35]

Unterschenkel

Tibia .... **L**[35]

nachts .... **L**[35]

BRENNENDER Schmerz

Handteller .... <**P**[16], 3**P**[35] o 1**T**[35]

Fußsohle .... <**P**[16], 3P[35] o 1**T**[35]

nachts .... **P**[16]

Bett, im B. schlechter .... **P**[16]

DRÜCKENDER Schmerz

Knochen .... **P**[16] o **L**[35]

Schulter .... **P**[16]

Finger

Gelenke: geschwollen, beim

Befühlen und Biegen schmerzhaft........ **P**[16] o **S**[35]

REISSENDER Schmerz

Gelenke........ **S**[35,45]

Bewegung bessert .... **S**[35,45]

Ruhe verschlechtert........ **S**[35,45]

strecken bessert .... **S**[45]

Wetter, trockenes bessert .... **S**[45]

Muskeln, in den........ **S**[35]

SCHIESSENDER Schmerz

Gelenke........ **S**[35]

Muskeln........ **S**[35]

Knochen .... **L**[35]

SCHNEIDENDER Schmerz

Finger .... **P**[16]

Zehen........ **P**[16]

STECHENDER Schmerz

Arme

Knochen ... **L**[35]

Oberarm

Knochen ... **L**[35]

Finger ... **P**[16] o **S**[35]

Beine

Knochen ... **L**[35]

Unterschenkel

Tibia ... **L**[35]

Fuß

Sohle, beim Auftreten auf den Fuß ... **P**[16]

Ferse, beim Auftreten auf den Fuß ... **P**[16]

Zehen ... **P**[16]

ZIEHENDER Schmerz ... <>**P**[16]

Knochen ... **P**[16] o **L**[35]

lange Röhrenknochen ... **P**[16] o **L**[35]

NACHTRÄGE

AUGEN

Psora:

Die Psora allein bringt keine Strukturveränderungen des Auges zustande, sondern nur einfache Störungen der Lichtbrechung. (35)

Syphilis:

Schwere Strukturänderung des Auges sind gewöhnlich der Syphilis zuzuschreiben (35), ebenso Augenkrankheiten im Kindesalter mit vorübergehender Blindheit, sowie häufige Erkrankung des Augenhintergrundes, der Chorioidea und Retina. (73)

Syphilis oder Tuberkulinie:

Starke Brechungsabweichungen durch Fehlbildungen oder hereditäre Schäden des Augapfels selbst. (35)

Tuberkulinie:

Eine starke Tendenz zu entzündlichen Stauungen der Augen zeigt sich bei Fieber. Anschließend finden sich meist ernsthafte Augenerkrankungen. (35)

ABSONDERUNGEN

grünlich oder gelb-grün, dick .... **S**[35,45] o **L**[45] o **T**[35,45]

weiß

innere Canthi .... **P**[16]

ARTHRITISCHE und rheumatische Beschwerden

am Auge .... **P+S**[35]

AUSSEHEN, eingesunken .... **P**[35] o **T**[35]

BEWEGUNGEN

Nystagmus .... 1**L**[73]

Schließen, Neigung zum Sch. der Augen

krampfhaft geschlossene Augen .... **P**[16]

morgens .... **P**[16]

unwillkürliches Schließen der Augen

durch Tageslicht - die Augen

schmerzen, gewöhnlich mit mehr

oder weniger Entzündung. .... **P**[16]

BINDEHAUT, injiziert .... **L**[35]

CHORIOIDEA, Veränderungen der .... **L**[35] o **T**[35]

EMPFINDUNGEN

Jucken .... **P**[35]

Reiben verschlechtert .... **P**[35]

Canthi .... **P**[35]

innere .... **P**[35]

Lider .... **P**[35]

Kälte in den Augen .... **P**[16]

ENTZÜNDUNG .... **<>P**[16] o **S**[35] o **L**[35] o **T**[35]

spezifische Entzündungen und Geschwüre... **S**[35] o **L**[35] o **T**[35]

arthritisch (gichtig und rheumatisch) .... **P+S**[35,45]

rezidivierend .... **<>P**[16]

Bindehaut .... 2**P**[35]

Hornhaut .... **L**[73]

Keratitis parenchymatosa .... **L**[73]

Iris .... **L**[73]

Hypopion, mit .... **L**[73]

Lider .... **L**[35] o **T**[35]

Lidränder .... **L**[35] o **T**[35]

Meibomsche Drüsen .... **P**[16] o **T**[35,45]

FARBE

gelb .... **P**[16] o **S**[35]

grau .... **P**[16]

rot

Lider .... **L**[35] o **T**[35,45]

HAUTAUSSCHLÄGE um die Augen

Lidern, auf den

Krusten .... **L**[35] o **T**[35]

Schorfe, trockene

Lidrändern, auf den .... **P**[16]

schuppige Lider .... **L**[35] o **T**[35]

HYPERÄMIE, chronische .... 1**P**[35]

HORNHAUT

deformiert .... **L**[45]

Flecke, selbst ohne vorher eine Augen-

entzündung gehabt zu haben .... **P**[16]

Geschwüre .... **L**[35,45,73] o **S+T**[35]

chronische Hornhautgeschwüre

bei Kindern .... **L**[35] o **S+T**[35]

vasculäres Hornhautgeschwür .... **L**[73]

Trübung .... **L**[73]

IRIS, Veränderungen der .... **L**[35] o **T**[35]

IRISDIAGNOSE: Miasmatische Hinweise bei der I.

Wie Schneegestöber oder

Wie braune Sandkörner = hereditäre Syphilis (G.Risch)

Kochsche Seil = Tuberkulinie (G.Risch)

"Drüsenballon" oder "Lakune" könnten auch auf Tuberkulinie hinweisen. (G.Risch)

Gelbe Färbung könnte ein Hinweis für die Sykosis sein. (G.Risch)

LÄHMUNG

Kopfschmerzen, bei ... **L**[35] o **T**[35]
Sehnerv (Erblindung) ... **P**[16]
Öffnen der Lider schwierig ... **P**[16]
  morgens ... **P**[16]
  unmöglich ... **P**[16]
    morgens ... **P**[16]
Ptosis ... **L**[45]
Strabismus ... **P**[16] o **L**[73]
  konvergierend ... 2**L**[73]

LIDER und Augenbrauen

Brauen, Ausfallen der ... **L**[35]
Ektropium ... **L**[35]
Entropium ... **L**[35]
Gerstenkörner ... **P**[16] o **T**[35,45]
Geschwüre ... **L**[45]
granuliert ... 2**T**[35], **T**[45]
Wimpern, Ausfallen der W. ... **L**[35,45]
  Augenbrauen und Wimpern Ausfall ... **L**[35]
  krumme, gebogene oder geknickte und gebrochene Wimpern ... <**L**[35] o **T**[35]
  struppige, gebrochene oder unvollständige Wimpern ... **L**[35]

LIDGRANULOM .... **T**[35]

LINSE, Astigmatismus .... **L**[35,45] o **T**[35,45]

Katarakt .... **P**[16]

Veränderungen an der L. .... **L**[35,45] o **T**[35]

MODALITÄTEN

Lichtscheu .... **P**[35] o **L**[35] o **T**[35]

Kopfschmerzen, bei .... **P**[16]

künstlichem Licht, bei .... **2L**[35] o **L**[45] o **2T**[35]

Sonnenlicht, bei .... **2P**[35], **P**[45] o **1L**[35] o **1T**[35]

Tageslicht, bei .... **P**[16,35,45]

Reiben, Verlangen, die Augen zu R. .... **P**[35]

NETZHAUT und inneres Auge einschl. Sehnerv

Atrophie des Sehnervs .... **L**[73]

Glaukom .... **P**[16]

PTOSE

ist niemals psorisch (35)

PTOSE .... **L**[45]

PUPILLEN, eng .... **L**[73]

Licht, reagiert nicht auf .... **L**[73]

weit

chronische Pupillenerweiterung bei

Kindern und Frauen ....T[35,45]

SCHIELEN..**P**[16] o **L**[73]

SCHWELLUNG

Kopfschmerz, bei...**P**[16]

SKLERA, Veränderung der...**L**[35] o **T**[35]

STRABISMUS ....**P**[16] o **L**[73]

TRÄNENAPPARAT

Fistel ....**P**[16] o **L**[35] o **T**[35]

Störungen der Drüsenstrukturen oder

des Tränenapparates...**L**[35] o **T**[35]

TRÄNENFLUSS

Kopfschmerzen, bei...**P**[16]

TROCKENHEIT ....**P**[35]

TUMOREN Lid, Tumoren.

Warzen, Condylome .... SIII[35] o **S+L**[35]

ZILIARKÖRPER

Neuralgien..**L**[35] o **T**[35]

Veränderungen des Z...**L**[35] o **T**[35]

NACHTRÄGE

AUGENSCHMERZEN

AUGENSCHMERZEN, Allgemeines und Modalitäten

SCHMERZ nicht näher bezeichneter Art

kann zu jeder Zeit kommen .... **S**[35]

morgens

beim Herannahen des M. schlechter .... **P**[35,45]

nachts .... **L**[35,45] o **T**[35]

Barometerveränderungen verschlechtern .... **S**[35,45]

Hitze bessert .... **P**[35,45]

verschlechtert .... **L**[35,45] o **T**[35]

heiße Anwendungen bessern .... **T**[35]

regnerisches Wetter verschlechtert .... **S**[35,45]

Sonne, wenn die S.zur Mittagshöhe steigt .... **P**[35,45]

Sonnenuntergang, nach .... **L**[35] o **T**[35]

stürmisches Wetter verschlechtert .... **S**[35,45]

Wärme verschlechtert .... **L**[35]

bessert .... **P**[35,45]

Wetterwechsel verschlechtert .... **S**[35,45]

Wetter, feuchtes W. verschlechtert .... **S**[35]

AUGENSCHMERZEN, Empfindungen

BRENNENDER Schmerz .... **P**[35]

Lider, bei Entzündung des Auges .... **P**[35]

DRÜCKENDER Schmerz...

abends.. **P**[16]

Druck bessert.. **P**[16]

NACHTRÄGE

NACHTRÄGE

SEHEN

AMAUROSE .... **P**[16]

BLINDHEIT, Hemiopie (Halbsichtigkeit) .... **P**[16]

vorübergehende Blindheit .... **P**[16] o **L**[73]

tagsüber .... **P**[16]

abends

Zwielicht, im .... **P**[16]

nachts .... **P**[16], 1**L**[73]

FARBENSEHEN

dunkel

Flecke .... **P**[35]

dunkle Flecke, gefolgt von

Lichtstreifen .... **P**[35]

Streifen .... **P**[16]

schwarz

Flecke, fließende (mouches volantes) .... **P**[16]

ILLUSIONEN

Bewegungen

Gegenstände scheinen sich zu bewegen .... **P**[16]

feurige Illusionen

Zickzack, im - um Gegenstände .... **P**[35]

Flecke .... 3**P**[45]

Flimmern, Flackern .... **P**[35]

Sehen, bei langem .... $\mathbf{P}^{16}$

Lesen, die Buchstaben laufen zusammen
beim L. .... $\mathbf{P}^{35}$

Licht

Streifen .... $\mathbf{P}^{35}$

Netz vor den Augen .... $\mathbf{P}^{16}$

schwimmend .... $\mathbf{P}^{16}$

OPTISCHE

Täuschungen während Menses .... $\mathbf{T}^{35}$

SCHWACHSICHTIGKEIT

Amblyopie .... $1\mathbf{L}^{73}$

Nebelsehen .... $\mathbf{P}^{16}$

Trübsehen, öfter ohne undurchsichtige
Krystallinse als zugleich mit
derselben .... $\mathbf{P}^{16}$

verschwommenes, verwischtes Sehen .... $\mathbf{P}^{35}$

SEHFEHLER

Astigmatismus .... $\mathbf{L}^{45}$ o $\mathbf{T}^{45}$

Doppeltsehen .... $\mathbf{P}^{16}$

Dreifachsehen .... $\mathbf{P}^{16}$

kurzsichtig .... $\mathbf{P}^{16}$, $1\mathbf{L}^{73}$

vielfachsehen .... $\mathbf{P}^{16}$

weitsichtig .... $\mathbf{P}^{16}$

NACHTRÄGE

NACHTRÄGE

OHREN

Psora:

Ihre Größe und Form sind normal, trotz häufigem Waschen sehen sie schmutzig aus. (35)

Syphilis:

Mißbildungen am Ohr: Rechts Ohrmuschel sehr groß, links atrophiert. (**L**[73])

Syphilis oder Tuberkulinie:

Auf diese Miasmen sind alle organischen Ohrenbeschwerden zurückzuführen. Eitrige Prozesse und Zerstörung der Gehörknöchelchen sind meistens tuberkulinisch. (35)

Tuberkulinie:

Für tuberkulöse Kinder ist das Ohr meist ein Sicherheitsventil. Die Ohren sehen blaß, weiß und oft alt aus. Sie sind fast durchsichtig mit sichtbaren, hellroten oder bläulichen, erweiterten Blutgefäßen. (35) Sehr große Ohren mit blaßen, weißen, durchsichtigen Ohrläppchen = Tuberkulinisch. (**T**[45])

ABSONDERUNGEN

dünn .... **P**[16]

eitrig .... **P**[16] o **L**[35] o **T**[35]

geronnen .... **T**[35]

käsig .... **T**[35]

Ohrenfluß und Hörfehler .... L[73]
reichlich .... L[35]
übelriechend .... P[16] o L[35] o T[35]
aashaft .... T[35]
faulig .... L[35]

EMPFINDUNGEN

Jucken im Ohr .... P[16,35]
Kriebeln .... P[16]
Pulsieren .... P[16]

ENTZÜNDUNG, Mittelohr .... T[35]

HAUT

Eiterung hinter dem Ohr .... L[45]
vor dem Ohr .... L[45]
Feuchtigkeit hinter den Ohren .... L[45] o T[45]
Hautausschläge ....
feucht .... L[45] o T[45]
Gehörgang
schorfig .... P[35,45]
Schuppen .... P[35,45]
Risse .... T[45]
hinter den Ohren
Absonderungen, übelriechende,
hinter und um die Ohren .... L[45] o T[35]
Ekzem, feuchtes .... T[35]

feucht .... T[35]
krustig .... T[35]
Risse um die Ohren .... T[35,45]
Ohrläppchen ....
schuppig, trocken, schmutzig .... P[35]
Trockenheit
Gehörgang .... P[35,45]

INNERES OHR

Mittelohreiterung .... T[35,45]

KNOCHEN

Abszesse im Ohr (Mittelohr) besonders
bei Kindern .... P[45] o 2T[35]

Caries .... L[35]

MITTELOHR

Mittelohrbeschwerden bei jeder
Ausschlagserkrankung .... T[45]

OHRSCHMALZ

vermehrt .... P[35]
vermindert .... P[35]

TROCKENHEIT im Ohre, inwendig trockene
Schorfe im Innern des Ohres, ohne
Ohrschmalz .... P[16]

NACHTRÄGE

OHRENSCHMERZEN

OHRENSCHMERZEN, Modalitäten

SCHMERZ

nachts .... **T**[35,45]

Geräusche, durch .... **P**[16]

Luft, in kalter L. schlechter .... **T**[35]

Zugluft, in Z. schlechter .... **T**[35]

OHRENSCHMERZEN, Empfindungen

STECHENDER Schmerz

Gehen im Freien, beim .... **P**[16]

NACHTRÄGE

HÖREN

Modalitäten

OHRGERÄUSCHE

nicht näher bezeichneter Art ..... **P**[16]

Menses, während ..... **T**[35]

OHRGERÄUSCHE, Art

Donnern ..... **P**[16]

Fauchen ..... **P**[16]

Flattern ..... **P**[16]

Klingen ..... **P**[16]

Läuten ..... **P**[16]

Murmeln ..... **P**[16]

Rauschen ..... **P**[16]

Menses, während ..... **T**[35]

Sausen ..... **P**[16]

Kopfschmerzen, mit ..... **L**[35] o **T**[35]

Menses, während ..... **T**[35]

Schwindel, bei ..... **P**[35]

Sieden ..... **P**[16]

Summen ..... **P**[16]

Trommeln ..... **P**[16]

Zirpen ..... **P**[16]

SCHWERHÖRIG .... **P**[16]

Geräusch, mit oder ohne .... **P**[16]

Witterung, nach der Witterung, abwechselnd schlimmer .... **P**[16]

TAUB .... **P**[16] o **S**[35] o **L**[35,73]

Chronische Taubheit durch Eiterungen der Ohren .... **L**[35]

ÜBEREMPFINDLICHKEIT des Gehörs .... **P**[16,35,45]

Geräusche, gegen .... **P**[16,35,45]

NACHTRÄGE

NACHTRÄGE

NASE

Syphilis: Zerstörung der Nasenknochen. (35,45)
Nasenkrankheiten mit oder ohne Deformation der Nase. (73)

ÄUSSERE NASE

Krebs ....
mit brennenden und stechenden
Schmerzen .... **P**[16]
Lupus .... **P+S+L**[35]
Pickel, schmerzhafte auf Septum .... **P**[45]
rot .... **P**[16]
Röte und Geschwulst der Nase oder
Nasenspitze, öfter oder stets .... **P**[16]
Rote Nase mit erweiterten Kapillaren .... **S**[35,45] oder Überreizung des Organismus
Spitze .... **P**[16]
Sattelnase .... **L**[73]
bei Kindern .... **L**[73]
schorfige Nasenlöcher .... **P**[16]
Sommersprossen .... **T**[35,45]
Stumpfnase (nez canard, nez en pied de
marmite) .... **L**[73]

EMPFINDUNGEN, Jucken .... **S**^{35}

GERUCHSSINN

scharf .... **P**^{16,35}

empfindlich gegen den Geruch von

Blumen .... **P**^{35}

Brühe .... **P**^{35}

Eiern .... **P**^{35}

Essig .... **P**^{35}

Fisch .... **P**^{35}

Kaffee .... **P**^{35}

kochenden Speisen .... **P**^{35}

starke Gerüche .... **P**^{35}

Stuhl .... **P**^{35}

Tabak .... **P**^{35}

unangenehmen Gerüchen .... **P**^{35}

verloren .... **P**^{16}, 1**P**^{35} o 2**S**^{35}, **S**^{45} o 2**L**^{35}, **L**^{45}

vermindert .... **P**^{16}, 1**P**^{35} o 2**S**^{35} o 2**L**^{35}

GERÜCHE, unwillkürliche und willkürliche

Dünger .... **P**^{16}

faulig .... **P**^{16}

fötid .... **P**^{16}

übelriechend .... **P**^{16}

GESCHWÜRE

innen .... L[35]

Nasenlöcher .... <P[16] o L[35]

Septum, runde Geschwüre .... L[35]

KNOCHEN

Abszeß .... L[35,45] o T[35]

Caries .... L[35,45,73]

Septum .... L[35]

Exostosen .... L[73]

Nekrose .... L[35,45,73]

NASENBLUTEN .... P[16] o L[45] o T[35]

leichte Nasenblutung .... L[45]

starke, hellrote Blutungen, schwierig zu stillen, kalte Anwendungen bessern .... T[35]

Anstrengung, durch .... T[35]

Blut, blaß .... T[35]

hell .... T[35]

heißem Wetter, bei .... T[35]

jungen Frauen, bei .... T[35]

Mädchen, bei .... T[35]

Kindern, bei .... <P[16]

Mädchen und Jünglingen, bei - reichlich .... <P[16]

Menses, während .... T[35]

Naseschneuzen, durch .... T[35]

Waschen, beim W. des Gesichts..**T**[35]

SCHLEIMHAUT

Polypen...**P**[16]

Choanen ....**P**[16]

SEPTUM, schmutziges oder schwärzliches Aussehen, bei Schnupfen trocken, heiß und brennend...**P**[35]

NACHTRÄGE

NACHTRÄGE

SCHNUPFEN

Sykosis: Schnupfen mit nachfolgender Bronchitis. (35)

ABSONDERUNGEN

blutig .... **T**[35]
dick .... **T**[35,45]
eitrig .... **P**[16] o 1**S**[35] o 2**T**[35]
Fischlake, Geruch wie .... **S**[35]
Fisch, Geruch nach abgestandenem .... **S**[35]
gelb .... **T**[35,45]
gelblich-grün und spärlich, außer bei frischen Erkältungen, wo sie aus reichlich dünnem Schleim besteht .... **S**[35]
Käse, Geruch von altem .... **T**[35,45]
Krusten .... **P**[16] o **L**[35,45] o **T**[45]
Ablösung schwer, hinterlassen rohe und schmerzhafte Stellen .... **L**[35]
nach Ablösung bilden sie sich wieder .... **L**[35]
nach Ablösung hinterlassen sie die Nasenlöcher roh und blutend, bis sich neue Krusten bilden .... **L**[35]
braun .... **L**[35]
dick .... **L**[35]
grünlich schwarz .... **L**[35,45]

schwarz .... **L**[45] o **T**[45]

übelriechend, **nicht immer** ü. .... **L**[35,45]

reichlich .... **S**[35]

schleimig .... **S**[35]

Schwefelwasserstoff, Geruch von .... **T**[35]

spärlich, außer bei akuten Erkältungen,
geringste Absonderung verbessert .... **S**[45]

übelriechend .... **P**[16] o **S**[35,45] o **T**[45]

Heringslake, wie .... **S**[35,45]

Käse, wie .... **T**[45]

wäßrig .... **S**[35]

Choanen, aus den .... **T**[35,45]

KATARRH .... <>**P**[16]

chronisch .... **P**[16] o **L**[45]

erstreckt sich zur **Brust** .... **P**[16]

NIESEN .... **P**[35] o **S**[35]

Husten, nach .... **P**[16]

OZAENA .... **L**[35,73]

SCHNIEFEN der Kinder .... **S**[35,45] o **L**[35,45]

feuchte Schniefnase, aber ohne Krusten
oder Geschwüre, Absonderung purulent,
spärlich mit Fischlakengeruch .... **S**[45]

Neugeborene .... **S**[35,45] o **L**[35,45]

SCHNUPFEN

Absonderung, mit (Fließschnupfen) .... <>**P**[16] o **S**[35]

chronisch .... <>**P**[16]

Freien, im Freien schlechter .... **P**[16]

Absonderung, ohne (Stockschnupfen) .... <>**P**[16]

chronisch .... <>**P**[16]

Kopfschmerzen, bei .... **P**[16]

warmem Zimmer, im .... **P**[16]

Heuschnupfen .... **P** [35] o <Serw+**T**[35]

Die Psora ist bei Heuschnupfen stark beteiligt, psorische Fälle sind homöopathisch leicht zu heilen, bei gemischten Miasmen ist dies schwer. (35)
Heuschnupfen hat als Basis P+S+L[45].
Die Sykose bleibt latent während der aktiven Periode, aber kommt später heraus nach einer passenden Behandlung.
Diese Fälle sind immer schwierig zu behandeln, besonders, wenn Serum- oder Vakzinbehandlung gegeben wurde.(45)

Unmöglichkeit, einen Sch. zu bekommen .... <>**P**[16]

TROCKENHEIT in der Nase .... <>**P**[16]

Gefühl von Trockenheit .... **P**[16]

VERSTOPFUNG der Nase .... **P**[16] o **S**[35,45]

durch örtlichen Blutandrang, der
zu einer Verdickung der Schleimhaut
oder der Nasenmuscheln führt. .... **S**[35,45]

abwechselnde Seiten .... **P**[16]

chronisch .... <**P**[16]

einseitig .... <**P**[16]

abwechselnd .... **P**[16]

Gefühl von Verstopfung .... **P**[16]

NACHTRÄGE

NACHTRÄGE

MUND

DRÜSENSCHWELLUNG und Drüsenverhärtung ....**L**[35] o **T**[35]

GERUCH, Atem

fade

morgens .... <**P**[16]

Menses, während .... <**P**[16]

faulig .... **P**[16]

morgens .... <**P**[16]

Menses, während .... <**P**[16]

Fußschweiß, wie stinkender F. .... **P**[16]

Käse, wie alter K. .... **P**[16]

moderig

morgens .... <**P**[16]

Menses, während .... <**P**[16]

sauer

morgens .... <**P**[16]

Menses, während .... <**P**[16]

Sauerkohl, wie fauliger S. .... **P**[16]

verdorbenem Magen, wie von .... <**P**[16]

übelriechend .... **P**[16]

morgens .... <**P**[16]

Menses, während .... <**P**[16]

Verstopfung, bei .... **P**[35]

GESCHMACK

bitter .... **P**[16,35,45]

  morgens .... **P**[16]

    Erwachen, beim .... **P**[16]

  Brot schmeckt bitter .... **P**[35]

  Luft, an der frischen .... **P**[35]

blutig .... <**T**[35], **T**[45]

  morgens .... <2**T**[35]

  Menses, während .... <**T**[35]

Eier, wie faule .... **T**[35]

eitrig .... **T**[35]

faulig .... **P**[16] o T[45]

fischartig .... **S**[35,45]

Geschmacksverlust .... **S**[35] o L[35]

Kohlenwasserstoff, nach .... **T**[35]

Kupfer, nach .... **L**[35]

metallisch .... **L**[35] o **T**[35]

muffig .... **S**[35,45]

salzig .... **T**[35]

sauer .... <>**P**[16], **P**[35,45]

  Essen, nach .... **P**[16]

  Essen, nach, obgleich die Speisen
    richtig schmecken .... **P**[16]

Süßigkeiten, nach Essen von .... **P**[35]

schlecht .... **P**[35]

schleimig .... **P**[16]

Speisen, Geschmack nach .... **P**[45]

süßlich .... **P**[16,35,45] o **T**[45]
übelriechend .... **P**[16]
Überempfindlichkeit des Geschmackssinns .... **P**[35,45]
verbrannt, wie .... 3**P**[35]
Wasser hat einen unnatürlichen Geschmack .... **P**[35]

GESCHWÜRE .... **L**[35,45] o **T**[35]
Geschwürchen im Inneren der Backen,
schmerzhaft .... **P**[16]
schmerzhaft (Geschwüre) .... **L**[35]
nachts schlechter .... **L**[35]
Splitterschmerz, mit .... **L**[35]
stechend .... **L**[35]
Menses, während oder nach .... **L**[35]
Verdauung, bei fehlerhafter .... **L**[35]

MUNDFÄULE, bei Kindern .... **P**[35]

NARBEN, Peribuccale .... **L**[73]

SCHLEIMHAUT
Bläschen, schmerzhaft .... **P**[16]
Blutung .... **P**[16] o **T**[35] es sei denn, eine akute Syphilis ist tatsächlich vorhanden. (35)

Geschwüre, schmerzhafte an der Innenseite der Wange .... **L**[35]

Soor .... **P**[45]

SPEICHEL

Baumwolle, wie .... **L**[35]

fadenziehend .... **L**[35]

Kupfer, schmeckt nach .... **L**[35]

klebrig .... **L**[35]

metallisch schmeckend .... **L**[35,45] o **T**[35]

zäh .... **T**[35,45] o **L**[35]

SPEICHELFLUSS

morgens .... **P**[16]

Reden, beim .... **P**[16]

spuckt ständig Speichel .... **P**[16]

SPRACHE

Verlust der Sprache

plötzliche Anfälle .... **P**[16]

stotternd .... **P**[16] o **L**[73]

STOMATITIS bei Kindern .... P[35,45]

TROCKENHEIT .... **P**^{16}

morgens .... <>**P**^{16}

Erwachen, beim .... **P**^{16}

nachts .... <>**P**^{16}

Erwachen, beim .... **P**^{16}

Durst, mit .... **P**^{16}

ohne .... **P**^{16}

einzelner Stellen .... **P**^{16}

Gefühl von Trockenheit .... **P**^{16}

NACHTRÄGE

ZAHNFLEISCH

BLUTEN

Berührung, bei .... **P**[16] o **T**[35]

leicht .... **L**[35] o **T**[35]

Zähneputzen, beim .... **T**[35]

EMPFINDUNGEN, Jucken .... **P**[16]

FARBE, weiß .... **P**[16]

GESCHWÜRE, schmerzhaft .... **L**[35]

Die Schmerzen werden nachts schlechter. Häufig treten sie bei Verdauungsstörungen oder während und nach der Periode auf. (**L**[35])

SCHMERZ

Empfindlichkeit, mit E. wie wund .... **P**[16]

Berührung, bei .... **P**[16]

SCHWELLUNG .... **P**[16]

WEICH, schwammig .... **L**[35] o **T**[35]

weich .... **L**[35] o **T**[35]

ZURÜCKGEZOGEN

Atrophie .... **L**[35]

von den Zähnen .... **P**[16] o **L**[35] o **T**[35]

NACHTRÄGE

ZÄHNE

Syphilis: (2L[73]) Es handelt sich um Wachstumsstörungen, die sich in verschiedenen Formen manifestieren, und zwar:

a. als einfache Streifen oder quere Riefen der Zahnkrone, von schwarzgrauer Farbe, sogenannte furchenförmige Erosionen. Bisweilen sind mehrere solcher Furchen übereinander gelagert, sogenannter "Stufenzahn".

b. als Grübchen (grübchenförmige Erosionen), wie mit einer Pfrieme in den Zahn gebohrt, bald ganz klein, punktförmig, bald breiter und tiefer und eine napfförmige Aushöhlung bildend.

c. Corrodierte, wurmstichige Defekte auf einem Segment der Krone, (sogenannte "Erosionennappe").

d. Ausgesprochene Wachstumsstörungen am freien Rand der Zähne, der gezähnelt erscheint. Diese als "atrophies cuspidiennes" bezeichneten Defekte treten in mehreren Variationen auf; am häufigsten wird der erste Molaris davon befallen, der dadurch zu einem Rumpfzahn verkürzt wird, mit normaler Basis und atrophischer, zerfressener, wurmstichiger Kaufläche. Dieses Symptom ist fast CHARAKTERISTISCH!

e. Gewisse Stigmata zeigen sich an medianen oberen Schneidezähnen und zwar:

1. als Hutchinsonscher Zahn mit der charakteristischen, halbmondförmigen oder bogenförmigen Einkerbung am freien Rand,

2. als sogenannter "Schraubenzieherzahn" mit breitem Hals und gegen den freien Rand zu immer schmaler werdend; häufig in Kombination mit dem Hutchinsonschen Typus auftretend. (2L[73])

Mikrodentismus (angeborene Kleinheit gewisser Zähne) oder Zahnzwergheit, Amorphismus (Unregelmäßigkeiten in der Konfiguration) angeborenes Fehlen gewisser Zähne, abnormale Implantation, Persistieren der Milchzähne, fehlerhafter Biß, Ektopie, Vulnerabilität der Zähne, die sich durch vorschnelles Abnützen gewisser Zähne, rapide Karies und frühzeitiges Ausfallen manifestiert. (2L73)

Syphilis oder Tuberkulinie:

Diese Miasmen rufen pathologische Veränderungen der Zähne oder der Zahreihen hervor. (**L**[35,45] o **T**[35])

FARBE

grau .... L[73]

schwarz .... L[73]

FORM

gezähnelte Schneiden .... L[35,73]

furchenförmige Erosionen .... L[73]

Hutchinsonsche Zähne bei Kindern .... L[73]

Stufenzahn .... L[73]

unterentwickelt, klein .... L[73]

MODALITÄTEN

Zähneknirschen

Schlaf, im .... P[16]

Kopfschmerzen, vor .... P[16]

SCHLECHTE ZÄHNE

Caries, hohle Zähne .... P[16] o L[35,73]

beginnt sofort beim Erscheinen der Z .... L[35,45,73]

schnell fortschreitend .... L[73]

vorzeitig bei Kindern .... L[35,73]

Lockerung der Zähne .... P[16] o L[73]

fallen aus .... L[73]

Zerfallen der Zähne .... P[16] o L[35,73]

ZAHNUNG erschwert .... T[35]

NACHTRÄGE

ZAHNSCHMERZEN

ZAHNSCHMERZEN, Orte

SCHMERZ (nicht näher bezeichneter Art)........................**P**[16]

EINSEITIG
Gefühlserregung, nach..<**P**[16]

ZAHNSCHMERZEN, Zeit

NACHTS
vor Zahnschmerzen, kann sie die Nacht
nicht im Bett bleiben..**P**[16]

ZAHNSCHMERZEN, Modalitäten

ÄRGER, nach..<**P**[16]

ERREGUNG, verschlechtert...<**P**[16]

ZAHNSCHMERZEN, Empfindungen

ZIEHENDER Schmerz..<**P**[16]

NACHTRÄGE

ZUNGE

EMPFINDUNGEN

Trockenheit, bei gehöriger Feuchtigkeit .... **P**[16]

FARBE, blaß .... <>**P**[16]

bläulich-weiß .... **P**[16]

gelb .... **P**[35]

schmierig belegte Zunge bei Verstopfung .... **P**[35]

weiß .... <>**P**[16]

rauhweiß .... **P**[16]

FORM

zerrissen, obenher wie z., voll tiefer
Furchen hin und her .... <>**P**[16]

GESCHWÜRE

schmerzhaft, nachts schlechter .... **L**[35]

Menses, während und nach .... **L**[35]

Verdauung, bei fehlerhafter .... **L**[35]

SCHLEIMHAUT

Bläschen, schmerzhaft .... **P**[16]

Wundheit, Exkoration .... **P**[16]

TROCKENHEIT .... **P**[16]

TUMOREN, Condylome .... SIII[35] o **S+L**[35]

NACHTRÄGE

GAUMEN

GESCHWÜRE .... **L**[35,73]
perforierend .... **L**[35,73]

KNOCHEN
Caries .... **L**[35,73]
Exostosen .... **L**[35,73]

PERFORATION des Gaumens oder Gaumensegels ....**L**[73]

TROCKENHEIT .... **P**[16]
morgens .... **P**[16]
Erwachen, beim .... **P**[16]
nachts .... **P**[16]

TUMOREN, Condylome .... SIII[35] o **S+L**[35]

NACHTRÄGE

INNERER HALS

ABSONDERUNG

Schleim im Hals, wenn sie essen will .... **P**[16]

EMPFINDUNGEN, Kriebeln .... **P**[16]

ENTZÜNDUNG

einfache

chronisch .... **<>P**[16]

mit Geschwulst der zum Schlingen dienenden Teile .... **P**[16]

Tonsillen .... **L**[73]

follikuläre Tonsillitis .... **L**[35]

GESCHWÜRE .... **L**[35,45] o **T**[35,45]

stechen im G. .... **L**[16]

Rachen .... **L**[35]

Tonsillen .... **L**[16,35]

KRAMPF

Spasmen .... **P**[16]

Angst, bei .... **P**[16]

Zusammenschnüren .... **P**[16]

Angst, bei .... **P**[16]

RÄUSPERN, Neigung zum .... **T**[35]

SCHLEIMHAUT, Condylome .... SIII[35] o **S+L**[35]

TONSILLEN

Eiterung .... **L**[35]

Geschwüre .... **L**[35]

vergrößert .... **L**[35,45]

chronische Tonsillenhypertrophie .... **L**[35]

TROCKENHEIT .... **P**[16]

morgens .... **P**[16]

Erwachen, beim .... **P**[16]

nachts .... **P**[16]

Durst, ohne .... **P**[16]

mit oder ohne Durst .... **P**[16]

Erwachen, beim .... **P**[16]

UVULA, Fehlen der .... **L**[73]

NACHTRÄGE

NACHTRÄGE

HALSSCHMERZEN

HALSSCHMERZEN, Empfindungen

BRENNENDER Schmerz .... **P**[16]

Oesophagus

Aufstoßen, beim sauren A. mit oder ohne Hunger .... **P**[35]

STECHENDER Schmerz

Schlucken verschlechtert

Trockenheit, bei starker .... **P**[16]

NACHTRÄGE

ÄUSSERER HALS

ABSZESS .... **L**^{35} o **T**^{35}

DRÜSEN, Verhärtungen .... **<>P**^{16} o **<Le**^{35} o **T**^{35}
  perlschnurartig .... **<Le**^{35} o **T**^{35}

SCHWELLUNG
  Drüsen .... **<> P**^{16} o **<Le**^{35}, **L**^{45} o **T**^{35}
  Seiten .... **P**^{16}

TUMOREN
  wiederkehrende FIBROME .... **P+S+L**^{35}

NACHTRÄGE

KEHLKOPF UND TRACHEA

KEHLKOPF

Condylome .... $SIII^{35}$ o $S+L^{35}$

Nekrose der Knorpel .... L^{73}

Tuberkulose .... P^{16} o $P+L^{35} = T^{35}$

STIMME

flüsternd .... P^{16}

heiser .... P^{16} o T^{35}

chronische Heiserkeit .... $<>P^{16}$

Husten bessert .... P^{16}

Luft, in kalter .... T^{35}

Reden, durch .... P^{16}

Schnupfen, bei .... P^{16}

hohl .... $<L^{35}$ o $<T^{35}$

krächzend .... T^{35}

leise .... P^{16}

rauh .... P^{35} o $<L^{35}$ o $<T^{35}$, T^{35}

tief .... $<L^{35}$ o $<T^{35}$, T^{35}

Verlust, Stimmlosigkeit .... P^{16}

chronische Aphonie, jeden Sommer auftretend .... L^{35}

TRACHEA, Tuberkulose .... P^{16} o $P+L^{35} = T^{35}$

NACHTRÄGE

ATMUNG

ASTHMA ... <>$\mathbf{P}^{16}$ o $\mathbf{L}^{35}$ o $\mathbf{T}^{45}$ o $\mathbf{S}^{35}$

- **Anfällen** von mehreren Wochen, in ... $\mathbf{P}^{16}$
- **Bewegung,** bei ... $\mathbf{P}^{16}$
  - Armbewegung, bei, nicht beim Gehen ... $\mathbf{P}^{16}$
- **Mitternacht,** nach ... $\mathbf{P}^{16}$
  - muß aus dem Bett springen ... $\mathbf{P}^{16}$
- **Aufstoßen** bessert ... $\mathbf{P}^{16}$
- **abwechselnd** mit rektalen Erkrankungen ... $\mathbf{T}^{45}$
- **chronisches** Asthma ... $\mathbf{L}^{35}$
- **Gähnen** bessert ... $\mathbf{P}^{16}$
- **Herzasthma** ... $\mathbf{P}^{35}$
- **Husten,** mit oder ohne ... $\mathbf{P}^{16}$
- **Sitzen,** beim ... $\mathbf{P}^{16}$
- **spastisch** ... $\mathbf{P}^{16}$ o **Se** (J.T.Kent)

ATEMNOT, Dyspnoe ... $\mathbf{P}^{16}$, 2$\mathbf{P}^{35}$ o 1$\mathbf{S}^{35}$, $\mathbf{S}^{45}$ o 2$\mathbf{T}^{35}$ o $\mathbf{L}^{35}$

- **Mitternacht,** nach ... $\mathbf{P}^{16}$
- **Abständen,** in ... $\mathbf{S}^{35}$
- **abwechselnd** mit rektalen Erkrankungen ... $\mathbf{T}^{45}$
- **Adipositas,** durch ... $\mathbf{S}^{35,45}$
- **Aufstoßen** bessert ... $\mathbf{P}^{16}$
- **Beugen** nach vorwärts bessert ... $\mathbf{P}^{16}$
- **Bewegung** verschlechtert ... $\mathbf{P}^{16}$

Armbewegung verschlechtert .... **P**[16]

Gähnen bessert .... **P**[16]

gelegentlich .... **S**[35]

Husten, mit oder ohne .... **P**[16]

Schlaf, im .... **P**[16]

schmerzhaft .... **P**[35] o **T**[35]

schmerzlos, fast .... **S**[35]

Sitzen, beim und im S. schlechter .... **P**[16]

Treppensteigen, beim .... **P**[16] o **T**[35]

GERÄUSCHE, Pfeifen .... **P**[16]

NACHTRÄGE

NACHTRÄGE

HUSTEN

HUSTEN, Zeit

MORGENS schlechter .... **P**[16] o **T**[35]
  Erwachen, beim .... **P**[16]

ABENDS
  Hinlegen, nach dem .... **T**[35]

NACHTS .... **P**[16]

HUSTEN, Modalitäten

ATMEN
  tief Atmen verschlechtert .... **P**[16]

ESSEN verschlechtert .... **P**[16,35]

KÄLTE
  Kaltwerden, beim .... **T**[45], <**T**[45]

LIEGEN verschlechtert .... **P**[16]
  abends schlechter .... **P**[16]
  Bett, im B.l. verschlechtert .... **P**[16]

Hinlegen, sofort nach H. .... **P**^{16}
Kopf tief liegen verschlechtert, mit .... **P**^{16}

NIESEN, Husten endet mit .... **P**^{16}

SCHLAF
während .... **P**^{16}
stört den Schlaf .... **P**^{16}
wacht auf durch Husten .... **P**^{16}

HUSTEN, Art und Empfindungen

ANHALTENDER Husten .... **T**^{35}

ATEMNOT, asthmatischer Husten ... **P**^{16} o **L**^{45} o **T**^{45} o **S**^{35}
nachts, nach Mitternacht .... **P**^{16}

ERSCHÖPFEND, anstrengend .... **T**^{35}
ermüdender Husten .... **T**^{35}
erschöpfender Husten .... **T**^{35}

HART .... **S**^{35}

HÜSTELN .... <**P**^{16} o **L**^{35,45} o **T**^{35}
morgens .... <**P**^{16}

HUSTENREIZ, Kehlkopf .... $\mathbf{P}^{16}$

KLANG

bellend .... $3\mathbf{L}^{35,45}$ o $1\mathbf{T}^{45}$

ein- oder zweimaliges Bellen wie von einem Hund .... $\mathbf{L}^{35}$

heiser .... $\mathbf{T}^{45}$, $<\mathbf{T}^{45}$

hohl .... $\mathbf{T}^{35}$

Keuchhusten .... T (G.Risch)

tiefklingend .... $\mathbf{T}^{35,45}$, $<\mathbf{T}^{45}$

KRAMPFHAFT, spasmodisch .... $\mathbf{P}^{16,35,45}$

Mitternacht, nach .... $\mathbf{P}^{16}$

Aufstoßen bessert .... $\mathbf{P}^{16}$

Gähnen bessert .... $\mathbf{P}^{16}$

KURZ .... $\mathbf{L}^{35,45}$ o $1\mathbf{T}^{45}$

morgens .... $<\mathbf{P}^{16}$

QUÄLEND .... $\mathbf{P}^{16,35,45}$ o $\mathbf{S}^{35}$ o $\mathbf{T}^{35}$

TIEFSITZENDER Husten .... $\mathbf{T}^{35}$

TROCKEN .... $\mathbf{P}^{16,35,45}$ o $\mathbf{S}^{35}$ o $\mathbf{T}^{35}$

NACHTRÄGE

AUSWURF

Tuberkulinie: Husten mit sehr geringem oder ohne Auswurf, tiefklingend, hohl. (35)

BLUTIG, Haemoptoe .... **P**[16] o **T**[35]

EIGENSCHAFTEN

- **eitrig** .... **P**[16] o **L**[45] o 2**T**[35,45]
- **schleimig** .... **P**[16,35,45]
  - morgens .... **P**[16]
- **schleimig-eitrig** .... **T**[35]

FARBE

- **gelb** .... **P**[16]
- **grünlich-gelb** .... **T**[35,45]

GERUCH

- **schimmlig** .... **T**[35]
- **übelriechend** .... **T**[35,45]

GESCHMACK

- **salzig** .... 2**T**[35], 3**T**[45]
- **süßlich** .... 2**T**[35], 3**T**[45]
- **geschmacklos** .... **P**[35,45]

KONSISTENZ

schwer, sinkt im Wasser .... **T**[35]

MENGE, spärlich .... **P**[35,45] o **S**[35]

NACHTRÄGE

NACHTRÄGE

MAGEN

Sykose:

Unvollständige Oxydation der Nahrung mit der Folge von anämischen Zuständen im 2. Stadium der Sykose. (45)

Syphilis:

Die Fähigkeit, aus der Nahrung die richtigen Stoffe zu assimilieren, ist gestört. (45)

Tuberkulinie:

Unfähigkeit, viel Stärke und Kuhmilch zu assimilieren. (45)

ABNEIGUNG gegen

Speisen, die gern gegessen werden, werden auf einmal abgelehnt. Wenn dieser Zustand vorbei ist, werden die alten Gewohnheiten wieder aufgenommen. (**P**[35])

Fleisch ... $L^{35,45}$

fettes Fleisch ... T^{35}

gekochtes ... P^{16}

Kindern, vorwiegend bei ... $<P^{16}$

Milch ... $<P^{16}$

Speisen, gekochte ... $<>P^{16}$, $P^{35,45}$

warme ... $<>P^{16}$

Süßigkeiten und Verlangen nach Saurem

bei Fieber ... P^{45}

Tabak

Rauchen der gewohnten Zigarre, gegen ... P^{35}

APPETIT, dauernd ... $2P^{35}$, P^{45} o $T^{35,45}$

Hunger, ohne ... P^{16}

Sie bekommt Lust, allerlei hastig zu verschlingen, ohne ein Bedürfnis dazu im Magen zu verspüren ... P^{16}

fehlt, bloß ein Nagen, Drehen und Winden im Magen nötigt sie zum Essen ... P^{16}

morgens ... T^{35}

Menses, während ... T^{35}

Geruch von Speisen, beim ... P^{35}

Verstopfung, bei ... P^{35}

Heißhunger ... $3P^{35}$

morgens ... P^{16}

nachts ... $3P^{35}$, P^{45}

Essen verstärkt den Hunger ... P^{35}

nach E. bald .... 3**P**[35]

Schlaf, verhindert den .... **P**[35]

launenhaft (hat Hunger, aber weiß nicht wonach oder weist angebotene Speisen zurück) .... **T**[35]

satt, schnell .... **P**[16]

unstillbar .... 3**P**[35] o 1**T**[35]

vermehrt (Hunger im allgemeinen) .... 2**P**[35]

nachts .... 3**P**[35], **P**[45]

abwechselnd mit Appetitlosigkeit .... <**P**[16]

Essen, ein oder zwei Stunden vor dem .... **P**[35]

Essen, nach .... 3**P**[35]

Kopfschmerz, bei .... **T**[35,45]

vor Kopfschmerz .... **T**[35,45]

Zeit, zur ungewohnten .... **P**[35] o T[35]

AUFSTOSSEN, nicht näher bezeichneter Art .... **P**[16,35]

AUFSTOSSEN, Zeit

nachts .... **P**[16]

AUFSTOSSEN, Modalitäten

anhaltend .... **P**[16]

Essen, nach dem .... **P**[16]

vor dem Essen mit Heißhunger .... **P**[16]

Fasten, in nüchternem Zustand .... **P**[16]

Milch, nach .... **P**[16]

unaufhaltbar .... **P**[16]
unvollständig, effektlose Versuche .... **P**[16]

AUFSTOSSEN, Art und Geschmack

bitter .... **P**[35]
faulig .... **P**[16]
morgens .... **P**[16]
fettig .... **P**[35]
laut .... **P**[16]
leer, Luftaufstoßen .... **P**[16]
Luft, große Mengen von .... **P**[16]
moderig, morgens .... **P**[16]
ölig .... **P**[35]
ranzig .... **P**[16]
fetten Speisen, nach f.Sp. schlechter .... **P**[16]
sauer .... **P**[35]
anschließend Völle im Magen, im Hals und in der Brust .... **P**[35]
Essen, nach .... **P**[16]
Fasten, beim (Zustand der Nüchternheit) .... **P**[16]
Hunger mit, der beim Essen von geringen Mengen verschwindet .... **P**[35]
Milch, nach .... **P**[16]
Speisen, schmeckt nach .... **P**[16,35]
wäßrig (Wasseraufschwulken und Zusammenlauf im Mund) .... **P**[16,35]

nachts .... **P**[16]

AUFTREIBUNG, Ausdehnung .... **P**[16,35]

Essen, nach .... **P**[35]

schmerzhaft bei Berührung .... **P**[16]

DURST, morgens .... **P**[16]

nachts .... **P**[16]

unstillbar .... **P**[16]

EMPFINDUNGEN

Drehen, Winden des Magens .... **P**[16]

Enge .... **P**[35]

Hitze, Hitzewellen .... **P**[35]

Kälte .... **P**[16,35]

Leere, Schwäche, Hinsein, Hungergefühl .... <>**P**[16], **P**[35]

vormittags

10 Uhr bis abends .... **T**[35]

11 Uhr .... **T**[35]

Aufstoßen, bei .... **P**[35]

Essen, vor .... **P**[35]

nach Essen .... **P**[16]

Hunger, bei .... 3**P**[35] o 1**T**[35]

Speichelfluß, mit starkem .... **P**[16,35]

Nagen im Magen, mit .... **P**[16,35]

Pulsieren, Klopfen .... **P**[16,35]

Essen, nach .... **P**[35]

selbst nüchtern ... **P**[16]

Schwere, Gewicht, Beklemmung ... **P**[35]

Essen, nach ... **P**[35]

Stein ... **P**[16,35]

Essen, nach E. schlechter ... **P**[16,35]

Völle ... **P**[35], 3**P**[45]

Essen, nach ... **P**[35]

Zusammenschnüren ... **P**[16,35]

Essen, nach ... **P**[35]

Zusammenziehen (auch objektiv) ... **P**[16]

ENTZÜNDUNG, GASTRITIS ... **S**[35]

E**RBRECHEN, Modalitäten und Art**

Angst, nach ... **P**[35]

Aufstoßen, durch ... **P**[16]

Essen, nach E. schlechter ... **P**[16,35] o **T**[35]

Fahren im Wagen, beim ... **P**[35]

Fremde, wenn man Fremde trifft ... **P**[35]

Geruch von Speisen, durch ... **P**[35]

Husten, beim ... **P**[16]

morgens oder abends, meist ... **P**[16]

Kopfschmerz, bei ... **P**[16,35]

Menses, während ... **T**[35]

Milch, nach ... **T**[35]

Prüfung, wenn eine nicht alltägliche

P. bevorsteht ... **P**[35]

Schwangerschaft, während .... **P**[16]
Schwindel, bei .... **P**[35]
Seekrankheit .... **P**[35]
unvollständig, Brechwürgen
Husten, beim .... **P**[16]
morgens oder abends, meist .... **P**[16]
Kopfschmerz, bei .... **P**[16]
Stuhlgang, vor .... **T**[35,45]

Würgen
Kopfschmerzen, bei .... **P**[16]
Husten, durch .... **P**[16]
morgens oder abends, meist .... **P**[16]

ERBRECHEN, Art ....
bitter
Menses, während .... **T**[35]
Blut .... **P**[16]
sauer .... **P**[16]
öfter nach Genuß von Mehlklößen,
blähenden Speisen, gebackenen
Pflaumen usw. .... **P**[16]
Schleim .... **P**[16]
öfter nach Genuß von Mehlklößen,
blähende Speisen, gebackenen
Pflaumen usw. .... **P**[16]
Wasser .... **P**[16]

öfter nach Genuß von Mehlklößen,
blähenden Speisen, gebackenen
Pflaumen usw. .... **P**^{16}

GERÄUSCHE, Gärung im Magen .... **P**^{35}
Gurgeln .... **P**^{35}

MAGENVERSTIMMUNG, dauernde .... **L**^{45}

SCHLUCKSEN
Essen, nach .... **P**^{16}
Trinken, nach .... **P**^{16}

SODBRENNEN .... **P**^{16}
morgens
Frühstück, nach .... **P**^{16}
Aufstoßen, nach .... **P**^{35}
Bewegung des Körpers, bei .... **P**^{16}

ÜBELKEIT
morgens .... <>**P**^{16}
oft sehr plötzlich entstehend .... **P**^{16}
Aufstehen, gleich nach dem A., auch
bis zum Erbrechen, Bewegung bessert .... **P**^{16}
Angst, nach .... **P**^{35}
Essen, vor .... **P**^{16}
nach Essen schlechter .... **P**^{35} o **T**^{35}

Fahren im Wagen
verschlechtert .... **P**[35]

Fasten, beim .... **P**[16]

Fett, nach .... **P**[16]

Fremde, wenn sie F. treffen .... **P**[35]

Gerüche, durch .... **P**[35]

Kopfschmerz, bei .... **P**[16,35]

Menses, während .... **T**[35]

Milch, nach .... **P**[16] o **T**[35]

Prüfung, wenn eine nicht alltägliche
P. bevorsteht .... **P**[35]

Schwangerschaft, während .... **P**[16]

Schwindel, mit .... **P**[35]

Seekrankheit .... **P**[35]

Stuhlgang, vor .... **T**[35,45]

Verstopfung, bei .... **P**[35]

VERLANGEN nach

In der Schwangerschaft starkes Verlangen nach Nahrungsmitteln, die sie vorher nie gegessen hat. Nach dem Partus folgt eine Abneigung gegen diese Nahrungsmittel. Häufig überträgt sich das neue Verlangen (während der Schwangerschaft) auf das Neugeborene und begleitet es viele Jahre. .... (**P**[35,45])

alkoholischen Getränken

Bier ... S[35,45] o T[35]

Ingwerbier ... T[35]

heißen, aromatischen Sachen ... T[35]

Wein ... T[35]

Brot (schwarzem) mit Butter,

besonders in der Kindheit und Jugend ... P[16]

Fett ... 1P[35], P[45] o S[35]

Fleisch ... P[45] o 2T[35], T[45]

fettem Fleisch ... S[35]

geräuchertem Fleisch ... T[35]

gebratenen Speisen ... P[35,45]

geräucherten Sachen ... T[35]

gewürzten, stark g. Speisen ... P[35,45] o S[35]

heißen Speisen ... P[35] o S[35] o T[35]

Kaffee ... P[35] o T[35]

kalten Getränken ... 2L[35] o 2T[35]

kalten Speisen ... 2T[35] o 2L[35]

Kartoffeln ... P[16] o 2T[35], T[45]

Kindheit und Jugend, besonders in der ... P[16]

Kreide, Kalk, Bleistift, Erde, Lehm ... P[35] o T[35]

merkwürdigen Dingen ... P[35] o T[35,45]

salzigen Sachen ... 2T[35,45]

Saurem ... 3P[35,45] o 2T[35], T[45]

Schinken, geräuchertem ... T[35]

Soßen, fetten ... S[35]

Süßigkeiten ... 3P[35,45] o 2T[35]

Zucker .... **P**^{35}

Tabak.. **P**^{35} o **T**^{35}

Tee.. **P**^{35} o **T**^{35}

unverdaulichen Sachen .... **P**^{35} o **T**^{35}

Fieber, bei.. **P**^{45}

warmen Getränken.. 2**P**^{35} o 2**S**^{35}

Speisen .... 2**P**^{35} o 2**S**^{35}

weiß nicht wonach .... **T**^{35}

Psora:

Bei Fieber oder bei Leberbeschwerden starke Abneigung gegen Süßigkeiten und starkes Verlangen nach Saurem, Fruchtsäften, Limonaden, Buttermilch und kohlensäurehaltigem Wasser. (35)

Psora:

Bei Fieber starkes Verlangen nach Saurem, eingelegten Gürkchen, Buttermilch, Kohl und unverdaulichen Dingen, nach Sachen, die sie nicht haben sollten. (35)

NACHTRÄGE

MAGENSCHMERZEN

MAGENSCHMERZEN, Modalitäten

AUFSTOSSEN bessert .... **P**[35]

BERÜHRUNG, bei .... **P**[35]

BEWEGUNG, heftige B. bessert .... **S**[35]
leichte B. bessert .... **P**[35]

DRUCK verschlechtert .... **P**[35]
bessert .... **S**[35]
starker Druck bessert .... **S**[35]

ERSCHÜTTERUNG bessert .... **S**[35]

ESSEN, nach E. besser .... **P**[35]

FETTEN SPEISEN, nach .... **P**[35]

HEISSE GETRÄNKE bessern .... **P**[35]

HITZE bessert .... **P**[35]

LAUFEN bessert .... **S**[35]

LIEGEN

Bauchlage bessert .... **S**[35]

MENSES, vor .... **T**[35]

MILCH, nach .... **T**[35]

SCHAUKELN bessert .... **S**[35]

WÄRME

Wärmeanwendung bessert .... **P**[35]

warme Getränke bessern .... **P**[35]

ZUSAMMENKRÜMMEN bessert .... **S**[35,45]

MAGENSCHMERZEN, Empfindungen

BRENNENDER Schmerz .... **P**[16,35]

Essen, nach E. schlechter .... **P**[16]

erstreckt sich zum **Hals**

Essen, nach dem .... **P**[16]

DRÜCKENDER Schmerz

Brot, nach schwarzem .... **P**[16]

Essen, nach E. schlechter .... **P**[16]

Fasten, in nüchternem Zustand .... **P**[16]

Gemüse, nach grünem .... **P**[16]

Obst, nach .... **P**[16]

sauren Sachen, nach .... **P**[16]

Stein, wie ein .... **P**[16]

EMPFINDLICHKEIT, Schmerz mit E. wie wund oder zerschlagen

Nahrungsaufnahme, bei der geringsten .... **P**[16]

KOLIKARTIG .... **P**[35] o 2**S**[35]

KRAMPFSCHMERZ, greifender, zusammenschnürender Schmerz .... **P**[16] o 2**S**[35], **S**[45]

nachts .... **P**[16]

wird davon wach, mit zuweilen Atembeklemmung .... **P**[16]

anfallsweise .... **S**[35,45]

Bewegung bessert .... **S**[35]

Druck, starker D. bessert .... **S**[35]

Essen, nach E. schlechter .... **P**[16]

Fasten, in nüchternem Zustand .... **P**[16]

kalten Getränken, nach

nicht selten mit Erbrechen von Schleim und Wasser, ohne welches sich in diesem Falle das Magenraffen nicht lindert. .... **P**[16]

Zusammenkrümmen bessert .... **S**[35,45]

SCHNEIDENDER Schmerz .... **P**[35]

NACHTRÄGE

ABDOMEN

Syphilis:

Innerhalb von 24-48 Stunden sterben Kinder an Darmbeschwerden. (35)

Tuberkulinie:

1) Lymphatische Beteiligung und mesenterische Komplikationen. (35)
2) Innerhalb einer Woche sterben Kinder an Darmbeschwerden. Das Abdomen tuberkulöser Menschen hat die Form eines mit dem Boden nach oben gedrehten Tellers. Die Bauchmuskeln sind schlaff, schwach. Die Haut ist blaß, leicht bläulich, man sieht die Venenzeichnungen auf der Haut. Durch die Bauchwand läßt sich das Schlagen der Bauchschlagader fühlen. (35)

BAUCHDECKE

hart .... **P**[16]

Hernie, Leistenhernie .... **P**[16,35] o **T**[35,45]

DARMENTZÜNDUNG .... 2SII[35] o **S+T**[35]

bösartiger Verlauf .... **S+T**[35]

EMPFINDUNGEN

Angst wird im Bauch empfunden

Kopfschmerzen, bei .... **P**[16]

Bangigkeit wird im Bauch empfunden

Kopfschmerzen, bei .... **P**[16]

Drängen nach den Geburtsteilen, als wollte ein Vorfall entstehen, es preßt nach unten. Wenn dies vorüber ist, liegt es ihr in allen Gliedern, die Glieder schlafen ihr ein, sie muß sich dehnen und recken. (**P**[16]) .... **P**[16]

Hängen, als ob die Därme herunterhängen .... **P**[35]

Herabdrängen während der Menses .... **T**[35]

Kälte einer Bauchseite bei Kolik .... **P**[16]

Leere .... **P**[16,35] o **T**[35]

Essen, nach dem E. schlechter .... **P**[16,35]

Speichelfluß, mit starkem .... **P**[16]

Pulsieren, Klopfen .... **P**[35]

Schwäche

Stuhlgang, nach .... **P**[35] o **T**[35]

Stein .... **P**[16]

Unruhe, Unbehaglichkeit

Kopfschmerzen, bei .... P[16]
verstopft, wie .... P[35]
Völle .... P[16,35]
morgens schlechter .... P[35]
Essen, nach dem .... P[16,35]
Kindern, bei .... P[35]
Zusammenschnüren .... P[35]
Schnur, wie mit einer .... P[35]

FLATULENZ

Auftreibung des Bauches .... <>P[16], P[35,45]
Essen, nach .... P[16,35]
Mattigkeit in den Extremitäten, mit .... P[16]
Kindern, bei .... P[16]
schmerzhaft .... P[16]
Blähungen .... P[16]
aufwärtssteigende B. .... P[16]
eingeklemmte .... P[16]
Essen, nach .... P[16,35]
Dreimonats-Blähungskolik bei Neugeborenen .... S[35]
Geräusche, Kollern, Rumpeln .... P[16,35]
Brodeln, Gluckern .... P[16,35]
Gären .... P[35]
Gurgeln .... P[16,35]
Kollern und Murksen
Heißhunger, bei .... P[16]

HAUT

Abszeß der Bauchwände .... L[35] o T[35]

Leistengegend .... L[35] o T[35]

Bubo .... S[35] o L[16]

eiternd .... L[16]

Eiterung der Inguinaldrüsen .... P[16] o S[35] o L[16]

Entzündung der Inguinaldrüsen .... S[35] o L[16]

Fisteln der Leistendrüsen .... L[35] o T[35]

Geschwüre .... L[35] o T[35]

Hautausschläge

Furunkel .... P[35] o T[35]

Schwellung der Inguinaldrüsen .... P[16] o S[35] o L[16,35]

LEBER

Cirrhose .... S[35]

Entzündung .... P[16] o S[35]

MILZ, enorm groß (30cm breit + 27cm hoch) .... L[73]

MODALITÄTEN

Entblößen verschlechtert .... P[35] o 3T[35]

besonders Solar Plexus .... T[35]

Gichtmetastasen .... S[35]

Kleidung, Gürtel, empfindlich gegen .... P[45]

NABEL

Vereiterungen .... S+T[35], T[35]

Eiter gelb, übelriechend, aasartig.................................. **T**[35]

Eiter gelblich, grün, wäßrig, dünn, wundmachend, übelriechend nach Fisch oder Fischlake .... **S+T**[35]

PERITONEUM, Ascites..................**P**[45] o **S**[45] o **L**[45] o **P+S**[45]

schlimmste Fälle .... **P+S**[45]

Entzündung, Peritonitis, Enteritis usw.................. **S**[35,45] o **S+T**[35] o **T**[35]

NACHTRÄGE

BAUCHSCHMERZEN

BAUCHSCHMERZEN, Modalitäten

BEWEGUNG verschlechtert .... **T**[35]

bessert .... **S**[35]

DRUCK

bessert

starker Druck **bessert** .... **S**[35,45]

leichter Druck **bessert** .... **P**[35]

FLEISCH, durch, **schlechter** .... **T**[35]

HITZE bessert .... **P**[35,45]

KARTOFFELN, nach .... **T**[35]

LIEGEN, Bauchlage bessert .... **S**[35,45]

MENSES, während .... **P**[35] o **S**[35] o **T**[35]

MILCH, nach .... **T**[35]

OBST, nach .... **S**[35]

WÄRME bessert .... **P**[35]

ZUSAMMENKRÜMMEN bessert .... **S**[35,45]

BAUCHSCHMERZEN, Orte

HYPOCHONDRIEN .... **P**[16]
 Berührung, durch .... **P**[16]
 Bewegung, durch .... **P**[16]
 Ruhe, in .... **P**[16]

LEBER .... **P**[16] o **S**[35]
 Berührung, bei .... **P**[16]
 Essen, nach E. schlechter .... **P**[35]
 Gallenkolik .... **P**[35] o **S**[35]
  fetten Sachen, nach .... **P**[35]
 Verstopfung, bei .... **P**[35]

TUMOREN
 Sarkom des kleinen Beckens .... **L**[73]

BAUCHSCHMERZEN, Empfindungen

DRÜCKENDER Schmerz.......................................**P**[16]

Stein, wie von einem ....**P**[16]

Hypochondrien.......................................**P**[16]

Atmen, beim.......................................**P**[16]

Leber ....**P**[16]

im unteren Teil der Leber ....**P**[35]

KNEIFENDER Schmerz.......................................3**S**[35]

KRAMPFENDER Schmerz..........................**P**[16,35] o 3**S**[35,45]

morgens.......................................<**P**[16]

anfallsweise ....**S**[35,45]

Beugen nach vorn bessert.......................................**S**[35,45]

chronisch, besonders bei Kindern.......................................<**P**[16]

Stuhlgang, während ....**P**[35] o **S**[35]

Zusammenkrümmen bessert ....**S**[35,45]

SCHNEIDENDER Schmerz

Bewegung bessert.......................................**S**[35]

Menses, während ....**P**[16] o S[35]

Stuhlgang, während ....**P**[35] o **S**[35]

Zusammenkrümmen bessert ....**S**[35]

erstreckt sich zum

Mastdarm, während starker Menses ....**P**[16]

Oberschenkel, während starker Menses ....**P**[16]

STECHENDER Schmerz, scharf stechender Sch.

Leber

Bücken, schnelles B. verschlechtert .... **P**[16]

Seiten

Husten, beim .... **P**[16]

ZIEHENDER Schmerz

Leber, in der .... **P**[16]

ZUSAMMENZIEHENDER Schmerz .... **P**[16]

NACHTRÄGE

NACHTRÄGE

RECTUM

Syphilis:

Säuglingsbrechdurchfall mit vollständiger Lähmung der Verdauung, mit Durchfall und Erbrechen, mit Benommenheit und Stupor, selbst bis zum Koma oder mit Konvulsionen und Krämpfen und häufiger Todesfolge. (35)

Tuberkulinie:

1) Säuglingsbrechdurchfall = Ähnliche Symptomatik wie bei der Syphilis, aber die Symptome führen nicht so plötzlich zum Tod. Doch ist das Endergebnis oft sehr ähnlich. (35)
2) Bei der Tuberkulinie, werden die Darmbeschwerden der Kinder oft von Fieberzuständen, Delirium, Magenstörungen, Erbrechen und Diarrhoen mit reichlichen, erschöpfenden Stühlen begleitet. (35)

DIARRHOE

morgens .... 3**P**[35] o 1**T**[35]

nachts .... 3**L**[35] o **T**[35]

  Bett, treibt ihn aus dem .... **L**[35] o **T**[35]

abwechselnd mit

  Hirnsymptomen (bei Kindern) .... **T**[35]

anhaltend, chronisch

  meist morgens mit gewöhnlich vorher

    Kollern oder Gärung im Unterleib .... **P**[16]

Bewegung verschlechtert .... **T**[35]

Diätfehler, bei kleinstem .... **T**[35]

Erkältung, nach .... **P**[35]

Erregung, durch .... **P**[35]

erschöpfend .... **L**[35] o **T**[35]

Essen, nach .... **P**[35]

Fleisch, durch .... **T**[35]

Freude, durch plötzliche .... **P**[35]

Fremde, wenn sie F. treffen .... **P**[35]

Gemütsbewegungen, durch .... **P**[35]

Kälte

Getränke, kalte G. verschlechtern .... **P**[35]

Kaltwerden, nach .... **P**[35] o **T**[35]

Luft, in kalter .... **P**[35] o **T**[35]

Bauch, durch kalte Luft an den B. .... **P**[35] o **T**[35]

Zugluft, durch .... **P**[35] o **T**[35]

Kartoffeln, nach .... **T**[35]

Kindern, bei .... **P**[35] o **L**[35] o **T**[35]

Kummer, durch .... **P**[35]

Menses, während .... **T**[35]

Milch verschlechtert .... **T**[35]

Naßwerden, nach .... **S**[35]

Füße, nach nassen Füßen .... **S**[35]

Obst, nach .... **S**[35]

Prüfung, vor .... **P**[35]

vor einer nicht alltäglichen Prüfung .... **P**[35]

Ruhr .... **T**[35]

schlechte Nachrichten, durch .... **P**[35]
schmerzhaftesten am, Diarrhoe .... 2**S**[35]
Schreck, nach .... **P**[35]
Schweiß, mit starkem
warmen oder kalten Schweiß .... **T**[35] o **L**[35]
Überessen, durch .... **P**[35]
wiederkehrender, oft w. mehrtägiger
Durchfall mit Leibschmerzen .... **P**[16]
Zahnung, bei .... **T**[35]

EITERTASCHEN .... SII[35]

FISTELN, Fisteltaschen .... S[35] o T[35]

OBSTIPATION .... 2**P**[35] o 2**T**[35]
abwechselnd mit Diarrhoe .... **P**[35]
andauernd .... **P**[35]
hartnäckig .... **P**[35]
Schmerzen an entfernten Stellen, mit .... **P**[35]
schwergehender Stuhl .... **P**[35]
ungenügender, unvollständiger, unbefriedigender Stuhl .... **P**[35]
Untätigkeit des Rectums, durch .... **P**[35]
vergeblichem Stuhldrang, mit .... **P**[16,35]

PROKTITIS .... **S**[35]

SCHLEIMHAUT, Entzündung .... **S**[35]

Divertikel .... **S**[35,45] o **T**[35,45]

schlimme Fälle .... **S+T**[45]

Polypen .... **P**[16]

Sinusbildungen .... **S**[35,45] o **T**[35,45]

schlimme Fälle .... **S+T**[45]

Striktur .... **S**[35,45] o **T**[35,45]

schlimme Fälle .... **S+T**[45]

TUMOREN, Krebs .... **S+T**[45]

WÜRMER, Beschwerden durch .... **P**[16,35] o **T**[35,45]

Faden und Eingeweidewürmer sind psorischen Ursprungs, werden aber in größeren Mengen bei Kindern mit einer tuberkulinischen Diathese gefunden. (35)

Oxyuren .... **T**[45]

Ascariden .... <>**P**[16]

<P16 = meist bei Kindern mit Afterjuckreiz

Taenien .... **P**[16]

NACHTRÄGE

NACHTRÄGE

ANUS

ABSONDERUNGEN

nässend, mit fischartigem Geruch bei Hämorrhoiden ... $\mathbf{S}^{35}$

Schleim, mit oder ohne Stuhl ... <$\mathbf{P}^{16}$

ABSZESS ... $\mathbf{T}^{35}$ o $\mathbf{L}^{35}$

ATRESIA ANI ... $\mathbf{L}^{73}$

BLUTUNG aus dem After ... $\mathbf{S}^{35}$ o 2$\mathbf{T}^{35}$

Stuhlgang, während ... <$\mathbf{P}^{16}$

nach Stuhlgang ... $\mathbf{T}^{35}$

EITERUNG

Fistel ... $\mathbf{S}^{35}$ o $\mathbf{T}^{35}$

Furunkel im und am Anus ... $\mathbf{P}^{35}$ o $\mathbf{T}^{35}$

EMPFINDUNGEN

Ameisenlaufen ... $\mathbf{P}^{16}$

Fressen am After und Perineum ... $\mathbf{P}^{16}$

Jucken ... <>$\mathbf{P}^{16}$ o $\mathbf{S}^{35}$

Perineum ... $\mathbf{P}^{16}$

Kribbeln und Krabbeln ... 3$\mathbf{P}^{35}$

Kriebeln ... $\mathbf{P}^{16}$

HÄMORRHOIDEN .... <>**P**[16] o **S**II[35]

blind, nicht blutend .... <>**P**[16]

juckende H. .... **S**[35]

schmerzhafte H. .... **P**[16]

schmerzlose H. .... **P**[16]

TUMOREN, Condylome .... **S**III[35] o **S+L**[35]

NACHTRÄGE

NACHTRÄGE

AFTERSCHMERZEN

SCHNEIDENDER, während Stuhlgang .... **P**[16]

NACHTRÄGE

STUHL

BEIMENGUNGEN, unverdaute Speisen .... **P**[35]

BLUTIG .... 1**S**[35] o 3**T**[35]

ENTLEERUNG, schießt heraus .... **S**[35]

FARBE

aschfarbig .... **T**[35]

grau .... **P**[16] o **T**[35]

grün .... **P**[16] o **S**[35]

tonfarben .... **P**[16]

weiß .... **P**[16]

FORM

Bällchen .... **P**[16,35]

knotig .... <**P**[16]

schleimbedeckt .... <**P**[16]

Schafkot, wie .... **P**[16,35]

faulig .... **P**[16]

moderig .... **T**[45]

sauer .... **P**[16] o **S**[35,45]

übelriechend .... **P**[35]

KONSISTENZ

dünn, flüssig .... <**P**[16]
  geformt, dann dünn .... **P**[16]
gärend .... <**P**[16]

hart .... <**P**[16], **P**[35]
  verbrannt, wie .... **P**[16,35]
  zuerst hart, dann flüssig .... **P**[16]
trocken .... **P**[35]

wäßrig .... <**P**[16], **P**[35] o **S**[35]
weich .... <**P**[16]

MENGE

spärlich .... **P**[35]
  spärlich und häufig bei Kopfschmerzen .... **P**[16]

SCHARF, wundmachend .... S[35]

SCHLEIMIG .... P[16] o S[35] o T[35,45]

gelb .... **S**[35]
grün .... **S**[35]
weiß .... **S**[35]

NACHTRÄGE

NACHTRÄGE

NIEREN UND HARNLEITER

Die meisten Nierenbeschwerden entstehen auf einer tuberkulinischen Grundlage. (35)
Ausgeprägte Gewebsveränderungen oder Bindegewebsgewächse entstehen durch die Kombination Psora + Sykose + Syphilis. Bei Bindegewebsveränderungen findet man immer einen starken sykotischen Einfluß. (45)

MALIGNITÄT der Harnorgane .... **P+S+L**[45] o **S+T**[45]

SCHLEIMHAUT, Entzündung.............. SII[35,45] o **S+T**[35,45]

NACHTRÄGE

PROSTATA

Prostatabeschwerden haben als Grundlage entweder die Tuberkulinie oder eine erworbene Sykose. (35)
Prostatabeschwerden gewöhnlicherweise durch die Kombination Psora + Syphilis. (45)

ABSONDERUNG von Prostatasekret .... **P**[16] o **T**[35]

Stuhlgang, nach.. **P**[16]

hartem Stuhlgang, nach... **P**[16]

tröpfelnd.. **P**[16]

tröpfelnd, ständig .... **P**[16]

Urinieren, nach .... **P**[16]

ENTZÜNDUNG.. SII[35]

unterdrückte Gonorrhoe, durch.................................... SII[35], **S**[45]

VERGRÖSSERUNG.. **P**[16]

VERHÄRTUNG .... **P**[16]

NACHTRÄGE

HARNBLASE

EMPFINDUNGEN, Völle .... **P**[35]

Zusammenschnüren .... **P**[35]

ECTOPIA VESICAE, Blasenektopie .... **L**[73]

ENTLEERUNG

dünner Strahl .... **P**[16]

Faden, so dünn wie ein .... **P**[16]

erschwert, schmerzhaft

Kind schreit, ehe Urin anfängt

zu fließen .... **S**[35]

geteilter Strahl .... **P**[16]

häufig .... **S**[35]

nachts .... **P**[16] o **T**[45]

Nykturie

Schlaf, während Sch. schlimmer .... **T**[45]

Einschlafen, kurz nach E.schlimmer .... **T**[45]

Sprüngen, nur in einzelnen .... **P**[16]

tropfenweise, Urintröpfchen

Urinieren, nach .... **P**[16]

unterbrochen, intermittierend .... **P**[16]

unwillkürlich

Incontinentia urinae, die bis ins Jünglingsalter bestehen kann .... **L**[73]

nachts (Bettnässen) .... **P**[16] o **L**[73] o **T**[35]

ersten Schlaf, im .... **T**[35]

Gehen, beim .... **P**[16]

Husten, beim .... **P**[16,35,45]

Lachen, beim .... **P**[16,35,45]

Niesen, beim .... **P**[16,35,45]

HARNDRANG (krankhaftes Verlangen)

nachts .... **P**[16]

schmerzhaft, Kind schreit .... **S**[35]

KRAMPF, Spasmus des Blasenhalses .... **P**[16]

LÄHMUNG

Harnverhaltung .... **P**[16,35,45]

alten Männern, bei .... **P**[16,35,45]

Alter, schmerzhafte Harnverhaltung im .... **P**[16]

Erkältung, durch .... **P**[16,35]

Flatulenz, durch .... **P**[16]

Froststadium, im .... **P**[16]

Kindern, bei .... **P**[16,35,45]

schmerzhaft .... **P**[16]

Menses, bei starken .... **P**[16]

schmerzhaft .... **P**[16]

SCHLEIMHAUT, Blasensteine..3S[35]
Entzündung ....**P**[16] o **P+S**[16] o SII[35]
Fistel ....**P**[16] o **P+S**[16]

NACHTRÄGE

HARNRÖHRE

Sykose: Der sykotische Ausfluß in den verschiedenen Stadien sieht wie folgt aus:

1. Stadium: schleimig
2. Stadium: schleimig-eitrig
3. Stadium: leimartig-klebrig, ab und an mit einem Eitertropfen. (35)

Gewöhnlicher Harnröhrenausfluß, der sich über Monate hinzieht, ist nicht immer hinweisend für Sykosis, sondern oft für Psora, und entspricht dann einem Katarrh einer beliebigen anderen Schleimhaut (J.T.Kent).

ATRESIA URETHRAE .... **L**[73]

ABSONDERUNG, dünn schleimig .... 3SII[35]

BLUTUNG .... **P**[16]

Blut, reines .... **P**[16]

koaguliertes Blut .... **P**[16]

ENTZÜNDUNG, Chorda .... SII[35]

einfache Entzündung .... SII[35]

Drüsen, Cowpersche (Bulbourethraldrüsen) .... SII[35]

SCHLEIMHAUT, Fistel .... **P**[16] o **P+S**[16]
Striktur .... **P**[16] o **P+S**[16,35]

NACHTRÄGE

NACHTRÄGE

SCHMERZEN DER HARNORGANE

BLASE, Empfindungen

brennender Schmerz

Blasenhals .... **P**[16]

Urinieren, während .... **P**[16,45]

ohne pathologische Ursache .... **P**[45]

drückender Schmerz, Druck in der B.

Trinken, gleich nach dem T. wie

Harndrang .... **P**[16]

reissender Schmerz

Blasenhals

Urinieren, beim .... **P**[16]

scharfer Schmerz

Urinieren, beim

ohne pathologische Ursache .... **P**[45]

HARNRÖHRE, Empfindungen

brennender Schmerz

Urinieren, während .... **P**[16] o S[35]

reißender Schmerz

Urinieren, während .... **P**[16]

NACHTRÄGE

URIN

AUSSEHEN

Molke, wie .... **P**[16]

BEIMENGUNGEN

Blut .... **P**[16,35] o **S**[35] o **L**[35] o 2**T**[35]

Gerinnsel .... **P**[16]

Zucker .... **P**[16] o 3**T**[35,45] o **S**+3**T**[35,45]

bösartige Fälle .... **S**+3**T**[35,45]

EIGENSCHAFTEN

brennend .... **S**[35]

scharf, wundmachend .... **S**[35]

FARBE

blaß .... **T**[35]

braun .... **P**[16]

dunkel .... <**P**[16]

dunkelgelb .... **P**[16]

farblos .... **T**[35]

schwarz .... **P**[16]

weiß .... **P**[16]

GERUCH

aashaft .... **T**[35]
faulig .... **T**[35]
muffig, wie von altem Heu .... **T**[35]
süßlich .... **P**[16]
übelriechend .... **T**[35]
scharf stechend .... **P**[16]

MENGE vermehrt .... **P**[16]
nachts .... **P**[16]
Erschöpfung, mit .... **P**[16]

SEDIMENT

Bodensatz, der Harn stetzt schnell
einen B. ab .... **P**[16]
gelb
weiß, nach Fieber bei akuten
Krankheiten .... **P**[35]
Nierensteine .... 3**S**[35]
rosa .... 1**P**[35]
rostfarbig .... 1**P**[35]
Sand
grober Sand (kleine Steine) .... **S**[35]
rot (Ziegenmehl) .... **P**[16]
weiß, nach Fieber bei akuten Krankheiten .... **P**[35]

NACHTRÄGE

NACHTRÄGE

MÄNNLICHE GENITALIEN

EICHEL UND VORHAUT

Hypospadie .... L[73]

Schwellung, Vorhaut .... S[35]

EMPFINDUNGEN

Jucken .... S[35]

Scrotum .... P[16]

Kälte

Eichel .... P[16]

kalt, blau oder weiß .... P[16]

Zucken, Penis .... P[16]

schmerzhaftes Zucken in den Muskeln des Penis .... P[16]

ENTZÜNDUNG

einfache

Hoden .... SII[35]

Nebenhoden .... SII[35]

Samenleiter und Samenblase .... SII[35]

EREKTION

anhaltend .... P[16]

häufig .... P[16]

Impotenz .... P[16]

Pollution, ohne .... **P**[16]

schmerzhaft .... **P**[16]

schwach .... **P**[16]

unvollständig .... **P**[16]

Coitus, beim .... **P**[16]

HAUT

Farbe

blau, Eichel .... **P**[16]

rot, Vorhaut .... **S**[35]

weiß, Eichel .... **P**[16]

Geschwüre .... **L**[16]

ausbreitend, sich .... **L**[16]

Penis .... **L**[16]

glatte, blasse, reine, bloß mit Schleim überzogenen, fast mit der gesunden Haut ebenen, schmerzlose Hautgeschwüre an der Haut des Penis .... **L**[16]

blutend .... **L**[16]

Schanker .... **L**[16]

mit erhabenen Rändern .... **L**[16]

sich ausbreitend .... **L**[16]

Eichel .... **L**[16]

Schweiß .... **P**[16] o **S**[35]

süßlich .... **S**[16]

übelriechend .... **P**[16] o **S**[35]

HAUTAUSSCHLÄGE

Krusten am Scrotum .... P[16]

Pickel am Scrotum .... P[16]

Scrotum

juckend .... P[16]

juckend mit Blüten und Schorfen .... P[16]

HODEN

Atrophie .... P[16]

rudimentäre, kleine, infantile Hoden .... L[73]

Schwellung .... P[16]

PENIS

Atrophie .... P[16]

dünner als die Eichel .... P[16]

klein wie bei Knaben .... L[73]

schlaff .... P[16]

SAMENABGANG, Ejakulation

ausbleibend bei Coitus .... P[16]

Die Hoden sind dabei nie straff an den Bauch herangezogen, sondern hängen herab mehr oder weniger. Ejakulation erfolgt nicht bei Coitus, tritt erst nachher im Schlaf ein oder beim Urinieren. .... P[16]

SAMENSTRÄNGE

Hydrocele .... P[16]

idiopathische Hydrocele .... T[35]

Sarcocele .... P[16]

Schwellung .... P[16]

SAMENVERLUSTE, Pollutionen .... P[16] o T[35]

Bei gesunden, keuschen Jünglingen erfolgen Pollutionen naturgemäß alle 12-14 Tage ohne Beschwerden und haben Munterkeit, Kraft und Heiterkeit zur Folge. .... P[16]

tagsüber .... P[16]

fast unwillkürlich am Tag, bei geringer Aufreizung .... P[16]

nachts .... T[45]

jede Nacht .... P[16]

Erektionen, ohne .... P[16]

wöchentlich 1-3 Mal .... P[16]

SCROTUM

Fisteln .... T[35] o L[35]

Schwellung, ödematös .... P[16]

SEXUALTRIEB

Befriedigung fehlt .... P[16]

fehlt .... P[16]

vermindert .... P[16]

STERILITÄT .... **P**[16] o **S**[35] o **L**[35]

TUMOREN

Condylome .... **S**[16], **SIII**[35] o **S+L**[35]

bluten leicht .... **S**[16]

stinkend, bluten bei Berührung .... **S**[16]

Penis .... **SIII**[35] o **S+L**[35]

Eichel .... **S**[16], **SIII**[35] o **S+L**[35]

Vorhaut .... **S**[16], **SIII**[35] o **S+L**[35]

Frenulum .... **S**[16], **SIII**[35] o **S+L**[35]

Scrotum .... **SIII**[35] o **S+L**[35]

Sarkom des kleinen Beckens .... **L**[73]

NACHTRÄGE

WEIBLICHE GENITALIEN

Psora:

1) Funktionelle Störungen, in engem Bezug zu den Emotionen, daraus resultieren Dysmenorrhoe, Amenorrhoe und viele andere Zustände. (45)
2) Die Psora allein erzeugt funktionelle Störungen. (35,45)

Sykose:

1) Spezifische Wirkung der Sykosis auf das Endometrium und die Adnexe. Entzündungsprozesse. (35)
2) SII35: Bauchfell- und Unterleibsadhäsionen. Unterleibs- und Bauchfellabszesse. Schleimzysten. (35)
3) Zystische Degeneration von Ovarien, Uterus und Eileiter. (45)
4) Häufigste Lokalisation sykotischer Manifestation ist in den Beckenorganen. (45)

Syphilis:

Die Ovarien oder der Uterus werden von der Syphilis selten befallen. (35,45)

Tuberkulinie:

Tuberkulöse Befunde findet man im Genitalbereich selten. (35)

Pathologische Zustände gelegentlich tuberkulinische Manifestation (aber wegen Psora-Anteil: Funktionelle und emotionale Störungen). (45)

ÄUSSERE GENITALIEN

Behaarung, spärlich oder spät auftretend .... **L**[73]

Condylome .... **S**[16], SIII[35] o **S+L**[35]

Blumenkohl, wie .... **S**[16]

Geschwüre .... **L**[16]

Haarausfall .... **P**[16]

gänzliche Kahlheit .... **P**[16]

Schwellung .... **S**[16]

Trockenheit .... **P**[16]

Varicen der Labien

Schwangerschaft, in der .... **P**[16]

Wundheit, Exkoriation .... **S**[35]

Menses, während .... **S**[35]

EILEITERZYSTEN .... SII[35]

EMPFINDUNGEN

Brennen durch Fluor .... **S**[35]

Jucken .... **P**[16] o **S**[35]

Fluor, durch .... **P**[16] o **S**[35]

Vagina .... **P**[16] o **S**[35]

unempfindlich, Vagina .... **P**[16]

ENTZÜNDUNG

Beckenbauchfellentzündung .... 3S[35]

Eileiterabszeß und -entzündung .... SII[35], **S**[45]

einfache Entzündung

Endometrium .... **S**^{35}
Ovarien .... 3**S**^{35}, **S**^{45}
Parametrium .... **S**^{35}
Tuben (eitrige Entzündung) .... 3**S**^{35}, **S**^{45}
Uterus .... 3**S**^{35}, **S**^{45}
Vagina .... 3**S**^{35}

FLUOR

abwechselnd mit Schmerzen .... 2**S**^{45}
brennend .... **S**^{35}
dick .... T^{35}
dünn .... **S**^{35}
eitrig .... **T**^{35}
eiweißartig .... **T**^{35}
gelb .... **P**^{16} o **T**^{35}
gelblich-grün .... **S**^{35} o **T**^{35}
grünlich .... **S**^{35} o **T**^{35}
Menses, vor .... **P**^{16}
nach Menses .... **P**^{16}
an Stelle der Menses .... **P**^{16}
zwischen den Menses .... **P**^{16}
milchig .... **P**^{16}
mild .... **P**^{35}
scharf, wundmachend .... **P**^{16} o 3**S**^{35}
scharfes, übelriechendes Wasser, wie .... **P**^{16}
Schleim, wäßriger .... **T**^{35}
spärlich .... **P**^{35}

Stärke, wie gekochte ... **T**[35]
übelriechend ... 2**S**[35] o 1**T**[35]
Fischlake, wie ... **S**[16], 3**S**[35]
Fisch, wie abgestandener ... **S**[35]
unterdrückt ... **S**[35]
wäßrig ... **T**[35]
Wasser, wie schmutziges ... **S**[35]
weiß ... **P**[16]

MENSES

Amenorrhoe ... <>**P**[16]
Gemütsbewegungen, durch ... **P**[45] o 1**T**[45]
blaß ... **T**[35]
dunkel ... **P**[35] o **S**[35]
erschöpfend ... **T**[35]
fadenziehend ... **S**[35]
früh, zu (zu kurzes Intervall) ... <>**P**[16] o 2**T**[35]
alle 2-3 Wochen ... **P**[16] o **T**[35]
hellrot ... **T**[35]
klumpig ... **P**[16,35] o **S**[35]
sehr selten klumpig ... **T**[35]
große, dunkle Klumpen ... **S**[35]
kleine Klumpen ... **P**[35]
kurzdauernd, zu ... **P**[16,35]
nur 1 Tag ... **P**[16]
nur etliche Stunden oder geht
unmerkbar wenig ab ... **P**[16]

lang dauernd, zu ... <>**P**[16] o **T**[35]

reichlich ... <>**P**[16] o **S**[35] o 2**T**[35]

scharf, wundmachend ... **S**[35]

schmerzhaft, Dysmenorrhoe ... **P**[16,35,45] o **T**[35,45]

  Gemütsbewegungen, durch ... **P**[45] o 1**T**[45]

  Pubertät, in der ... **P**[35]

  Klimakterium

    kurz vor dem Klimakterium ... **P**[35]

    im Klimakterium ... **P**[35]

Schmerzen, Menses fließen nur während ... **S**[35]

spärlich ... <>**P**[16], **P**[35]

spät, zu (zu langes Intervall) ... <>1**P**[16]

  reichlich, zu spät und ... 1**P**[16]

übelriechend ... **P**[16,35] o **S**[35] o 1**T**[35]

  aashafter Geruch ... **P**[35]

  Blut, Geruch von frischem ... **T**[35]

  Fisch, Geruch von verdorbenem ... **S**[35]

unregelmäßig ... <>**P**[16] o **S**[35]

verzögerte Menarche ... **P**[16] o **L**[73]

  Nachdem die Periode schon ein oder mehrere Male erfolgt ist, bleibt sie mehrere Monate oder Jahre aus. Dadurch erdfahle Blässe und Gedunsenheit des Gesichts, Schwere der Beine, Fußgeschwulst, Frostigkeit, Mattigkeit, Engbrüstigkeit (Bleichsucht) etc. ... **P**[16]

wäßrig, zu ... <**P**[16]

wäßrig .... **P**[16] o **T**[35]
zweitweise aussetzend, intermittierend .... **P**[16,35]

METRORRHAGIE .... **P**[16] o **S**[35]

OVARIEN

Ovarien- oder Eileiterkomplikationen
nach Ausschabung .... **S**[35]
Tumoren, Cysten .... **S**[35], **SII**[45]
Verhärtung .... **P**[16] o **S**[35]

SCHWANGERSCHAFT und ENTBINDUNG

Geburten, Fehlgeburten und ihre Folgen aktivieren oft alte, latente, sykotische Symptome, die sehr schwer auszurotten sind. (35)

Abort .... **P**[16] o **L**[45], **3L**[73]
Frühgeburten .... **3L**[73]
Totgeburten .... **3L**[73]
"en SERIE" Abortus .... **L**[73]
Infantile Polymortalität .... **L**[73]
Kindsbewegungen, heftig .... **S**[35]
Subinvolution (Uterus) .... **T**[35]

SEXUALTRIEB

Befriedigung fehlt .... **P**[16]

Orgasmus fehlt .... **P**[16]
heftig .... **P**[16]
Sterilität .... **P**[16] o **S**[35] o **L**[35]
reichliche Menses, durch .... **P**[16]
Frauen: Sie haben in der Regel ein
Kind und werden danach nicht wieder
schwanger und ihre Krankengeschichte,
die meist mit der Geburt dieses Kindes
beginnt, läßt uns nach einer Sykosis
als Ursache ihrer Beschwerden suchen. (35)
vermehrt ....
unersättlich .... **P**[16]
vermindert .... **P**[16]

UTERUS

Condylome .... **S**[16], **SIII**[35] o **S+L**[35]
Hypertrophie, chronische H. nach
Ausschabung .... **S**[35]
infantiler Uterus .... **L**[73]
Prolaps .... **T**[35]
Retroversio, Retroflexio uteri .... **T**[35]
Schwellung .... **S**[35]
Subinvolution .... **T**[35]
Tumoren
Auswüchse
Blumenkohlgewächse .... **S**[16], **SIII**[35] o **S+L**[35]
Krebs .... **P**[16] o **P+S+L**[35]

Karzinomatöse Zustände des Uterus ..... **S**[45]

Sarkom ..... **L**[73]

Vergrößerung ..... **S**[35]

Verlagerung, Langeanomalien ..... **T**[35]

Zystische Degeneration

des Gebärmutterhalses und des Uterus ..... **SII**[35]

VAGINA

Condylome **S**[16], **SIII**[35] o **S+L**[35]

Fistel ..... **L**[35] o **T**[35]

Trockenheit ..... **P**[16]

Tumoren

Polypen ..... **P**[16]

NACHTRÄGE

NACHTRÄGE

SCHMERZEN DER GENITALIEN

MÄNNLICHE GENITALIEN

Empfindungen

QUETSCHENDER Schmerz

Hoden .... **P**[16]

ZERMALMT, Schmerz wie

Hoden .... **P**[16]

ZIEHENDER Schmerz

Hoden .... **P**[16]

Samenstränge .... **P**[16]

WEIBLICHE GENITALIEN

Modalitäten

SCHMERZ nicht näher bezeichneter Art
anfallsweise .... S[35]

Orte

OVARIEN
anfallsweise .... S[35]
Menses, während M. schlechter .... S[35]

TUBEN
Menses, während M. .... S[35]

UTERUS
anfallsweise .... S[35]

VAGINA
anfallsweise .... S[35]

Empfindungen

KRAMPFARTIGER, klemmender Schmerz.................... **S**[35]

Uterus

Zusammenkrümmen, muß sich.. **S**[35]

WEHEN

erschöpfend.. **T**[35]

langdauernd.. **T**[35]

quälend.. **T**[35]

NACHTRÄGE